临床药师工作手册
抗 栓 治 疗

总主审　李大魁
总主编　葛卫红
顾　问　游一中　蔡映云
主　编　葛卫红　徐　航
主　审　崔一民　徐　运
编　委　（按姓氏笔画排序）
　　　　王宝彦　严思敏　苏　适　杨　贤
　　　　杨　婷　束　庆　张桂凡　邵腾飞
　　　　周海辉　姚　瑶　夏宗玲　徐　航
　　　　徐瑞娟　葛卫红　蒋陈晓　韩　舟
　　　　熊　亮

人民卫生出版社

图书在版编目（CIP）数据

临床药师工作手册.抗栓治疗 / 葛卫红，徐航主编. —
北京：人民卫生出版社，2019
ISBN 978-7-117-28783-8

Ⅰ.①临… Ⅱ.①葛…②徐… Ⅲ.①临床药学－手
册②血栓栓塞－治疗－手册 Ⅳ.①R97-62②R543.05-62

中国版本图书馆CIP数据核字（2019）第171090号

人卫智网	**www.ipmph.com**	医学教育、学术、考试、健康，购书智慧智能综合服务平台
人卫官网	**www.pmph.com**	人卫官方资讯发布平台

临床药师工作手册——抗栓治疗

主　　编：葛卫红　徐　航
出版发行：人民卫生出版社（中继线 010-59780011）
地　　址：北京市朝阳区潘家园南里19号
邮　　编：100021
E - mail：pmph @ pmph.com
购书热线：010-59787592　010-59787584　010-65264830
印　　刷：三河市潮河印业有限公司
经　　销：新华书店
开　　本：850 × 1168　1/32　印张：7.5　插页：1
字　　数：188千字
版　　次：2019年11月第1版　2021年6月第1版第4次印刷
标准书号：ISBN 978-7-117-28783-8
定　　价：48.00元
打击盗版举报电话：010-59787491　E-mail：WQ @ pmph.com
（凡属印装质量问题请与本社市场营销中心联系退换）

序

　　健康中国建设，是当前我国医疗卫生发展的要务之一。这一任务的贯彻实施，离不开仁心竭力、医德高尚的医务人员，离不开遵医嘱、懂科学的患者和公众。2018年7月创刊的《叙事医学》双月刊，其办刊理念就是"让医学更有温度"。细想，还可以有叙事药学、叙事护理……

　　在健康中国建设、提高患者治疗的规范管理率这一指标的落实过程中，药师参与查房、会诊和对患者进行用药辅导，作用不可小觑。这些专业化的药学服务实践，让药师从药房发药窗口里走到医生和患者身边，让药物的理化性质、制剂学知识与药物治疗学知识更贴近临床，让药师更有自信、更有作为，让医务人员和患者逐步接纳和认可药师，让专业化药学服务体现出金子般的独特价值。

　　南京鼓楼医院药师团队编写的《临床药师工作手册》，展示了他们十余年来的学习、探索和积累，体现了他们的自信、大气和利他思维，蕴含着他们对青年药师、对患者的个体化药物治疗、对药学事业的挚爱，是对医院药学和药师们的加油和鼓励。

　　热烈祝贺《临床药师工作手册》面世！手册之外的叙事药学故事和专业药学服务中的仁心仁术，留待南京鼓楼医院药师们与全国四十万医院药师和四十万执业药师继续书写……

　　是为序。

中国药学会医院药学专业委员会主任委员

朱珠

2019年8月

2002 年,卫生部颁发《医疗机构药事管理暂行规定》(卫医发(2002)24 号),明确要求各医疗机构应建立以病人为中心的药学管理工作模式,开展以合理用药为核心的临床药学工作。2005 年,卫生部在全国范围内启动了临床药师培训试点工作。自此,我国临床药学工作开始蓬勃发展,一个崭新并充满挑战的领域展现在了药师们的面前。

作为我国早期的临床药师和临床药师师资培训基地,十余年来,我院共培训了 13 个专业 413 名临床药师学员及临床药师师资学员。然而,在多年的临床和教学实践中,带教药师和学员们都渴望有一本贴近临床药师工作和教学的专业工具书。于是,我们按照自己对专业工具书的理解及我院临床药师的专业特长,尝试设计并编写了系列图书《临床药师工作手册》。我们希望这些书籍能在一定程度上满足临床药师对专业工具书的需求,给临床药师的日常工作带来便利。

《临床药师工作手册》各分册均设有 4 个章节。第一章简要介绍疾病的发生发展机制、临床症状及流行病学等,旨在使读者对该疾病有一个总体的认识;第二章主要介绍相关治疗药物在临床使用时的注意事项及监护点,并重点介绍同类药物在理化性质、药动学参数及药物选用等方面的区别;第三章和第四章是编写的重心,其中第三章按不同病种详细介绍药物治疗的步骤和方法,包括疾病评估、药物选择,给药方式等,并通过一个简单案例的诊疗思维及药物治疗过程示例,帮助读者将该章内容举一反三,触类旁通;第四章则是对第三章的补充,主要介绍特殊情况下的药物治疗,包括特殊时期和特殊人群,如围手术期、有创操作时、妊娠期、婴幼儿、肝肾功能不全的患者等,为临床药师在临床处理特殊患者、复杂病例时提供参考。

《临床药师工作手册》各分册的撰稿者大多是活跃于临床的年轻药师,他们基于在临床药物治疗实践的积累及循证医学技能,按照编写要求,从欧洲、美国、日本及我国等众多的指南及共识中总结提炼出药物治疗关键知识点,并且以通俗易懂的语言及简洁明了的表格形式呈现给读者,力图使读者阅读时感受方便和友好。

本系列手册之《抗栓治疗》,系根据我院临床药师十余年来的抗栓治疗实践经验和临床药师带教经验,以抗拴治疗临床需求为出发点,用"少文字,多图表,辅案例"的形式,编辑整理了抗栓治疗最新临床指南和最新学术研究成果,简洁、清晰地介绍了血栓形成及溶解机制、抗栓药物及相关药学监护、血栓性疾病的血栓预防与治疗,以及特殊情况下抗栓治疗管理等。本书特别设计的"血栓性疾病抗栓防治策略检索图",可以帮助读者按图索骥,迅速而准确地查找问题的答案,从而提高临床决策效率。

在学习和参考本系列手册时,要用发展的眼光看待书中的内容,因为指南和共识是随研究证据的变化而不断更新的。因此,要把书中的知识和患者的个体情况、最新的研究证据等相结合,并且仔细核对,力求用药精准。

《临床药师工作手册》系列图书得以顺利成书,离不开众多学界前辈、专家的鼓励与指导。在此,由衷感谢中国药学会医院药学专业委员会前主任委员、北京协和医院李大魁教授,中国药学会医院药学专业委员会主任委员、北京协和医院朱珠教授,原卫生部临床药师培训专家指导委员会委员、复旦大学附属中山医院蔡映云教授,以及人民卫生出版社药学部团队,感谢他们在本书的立项、体例设计、编写及审核等过程中给予的慷慨支持与悉心指导;由衷感谢北京大学第一医院药学部崔一民教授、南京鼓楼医院神经内科徐运教授对《抗栓治疗》分册所做的专业、细致的审核与修改。

我还要感谢参加本系列手册撰稿的年轻可爱的临床药师们。他们从各国众多的指南及共识中总结提炼出药物治疗关键知识点,并且以简明易懂的形式呈现给读者,这是一件辛苦的事,也是一项不小的工程。在此,由衷感谢这群年轻的临床药师为编写本书所付出的辛劳与努力。

最后,特别感谢联合国环境署医学及化学品技术备择委员会委员、常州市第一医院游一中教授,一位不遗余力推动和托举年轻人成长的可敬的"推托工",感谢他在本书成书过程中给予的全方位的指导和支持。

由于能力与水平所限,书中一定会有不当或错误之处,恳请各位读者批评指正。

葛卫红

2019 年 8 月

目录

9

第一章
概　述

　　血栓性疾病是由血液的有形成分在血管壁聚集形成斑块，造成血管管腔部分或全部阻塞，或血栓由形成部位脱落，在随血液流动过程中，部分或全部堵塞流经的血管，导致相应脏器部位血液供应障碍，引起器官缺血、缺氧、坏死、水肿等。血栓依据成分可以分为血小板血栓、红细胞血栓、纤维蛋白血栓、混合血栓等。按发生血管不同血栓又可分为动脉血栓、静脉血栓、毛细血管血栓。

　　血栓性疾病是累及人体器官最广的一类疾病，如脑卒中、冠心病、心肌梗死、肺栓塞、上肢 / 下肢深静脉血栓、肾动脉 / 静脉血栓、肠系膜动脉血栓等等，并涉及许多临床科室，如神经内科 / 外科、心血管内科 / 外科、呼吸科、肾内科、血管外科、骨科、妇科、肿瘤科等等。

　　血栓性疾病的发病率因人群、地域而异，呈持续增长趋势。据《中国心血管病报告 2017（概要）》统计数据显示，在近 30 年里，我国心脑血管疾病发病率持续增长，其中脑卒中患病人数约 1 300 万，冠心病 1 100 万，并呈现出在低收入群体中快速增长、性别和地域差异明显以及年轻化趋势，已成为农村和城市居民死亡的首要原因。《2018 中国卫生健康统计提要》数据显示，2017 年我国城市居民脑血管病死亡率为 126.48/10 万，农村居民为 157.00/10 万，据此测算，全国每年死于脑卒中的患者高达196 万。高血压、糖尿病、血脂异常、心脏病、吸烟、酒精摄入、饮食、超重或肥胖、体力活动不足、心理因素在内的 10 项可变危险因素可解释我国人群高达 94.3% 的脑卒中发生率。以上流行病学数据显示预防和治疗血栓性疾病对改善居民生命健康起着至关重要的作用,而血栓性疾病防治离不开抗栓治疗,因此抗栓治疗已成为临床药物治疗中很重要的一部分,应当引起医师、药师广泛重视。

血栓性疾病的病因及发病机制十分复杂,迄今尚未完全明确,但相关研究表明主要与血管壁异常、血液成分改变、血流异常相关。了解和掌握凝血系统中凝血与抗凝的基础知识将有助于进一步理解血栓性疾病的病因、发病机制、药物治疗原则及药学监护的内容,为临床实践打下坚实基础。

第一节 凝血物质与血栓形成

凝血是人体的正常生理功能,在正常情况下,小血管受损后引起的出血,在几分钟内就会自行停止,这种现象称为生理性止血。这一过程主要包括血管收缩、血小板血栓形成和血液凝固三个过程。这三个过程相继发生并相互重叠,彼此密切相关。

血 小 板

血小板由骨髓巨核细胞产生,没有细胞核,自身合成蛋白质的能力有限,在健康人血液中的生命周期约 7~10 天。血管内皮受到损伤后,首先,黏附于损伤处的血小板释放 5- 羟色胺(5-hydroxytryptamine,5-HT)、血栓素 A_2(thromboxane A_2,TXA_2)等缩血管物质,引起血管收缩。其次,局部受损的红细胞释放的二磷酸腺苷(adenosine diphosphate,ADP)及局部凝血过程中生成的凝血酶,使附着于损伤部位的血小板活化,释放内源性 ADP 及 TXA_2,进而促使血流中的血小板不断地聚集、黏着在已黏附于血管内皮下胶原上的血小板上,形成血小板止血栓。最后在血液凝固过程中,血凝块中血小板收缩,引起血块回缩,挤出其中的血清,而使血凝块变得更为坚实。

凝血因子

由各种外源性和内源性原因引起的血管内皮组织损伤,血小板、凝血系统激活,使血液从流动的液体状态变成不流动的凝胶状态,称为血液凝固,其实质是血浆中的可溶性纤维蛋白原转变成不溶性的纤维蛋白的过程。纤维蛋白交织成网将许多血细胞网罗在内,最终形成血凝块。血液凝固是一个复杂的过程,需要多种凝血因子的参与。

凝血因子是血浆和组织中直接参与血液凝固的物质。目前已知的凝血因子主要有 14 种,其中已按国际命名法依发现的先后顺序用罗马数字编号的有 12 种,即凝血因子 I~XIII,简称 FI ~FXIII,其中 FVI 是血清中活化的 FV_a,已不再视为一个独立的凝血因子。此外还有高分子量激肽原、前激肽释放酶等。这些因子中除 FIV 是 Ca^{2+} 外,其他均为蛋白质酶。在正常情况下,这些凝血因子均以无活性的酶原形式存在,必须通过其他酶的有限水解而暴露或形成活性中心后,才具有酶的活性,这一过程称为凝血因子的激活。习惯上在凝血因子代号的右下角加一个"a",表示其活化型。除 FIII 外,其他凝血因子均存在于新鲜血浆中,且多数在肝内合成,其中 FII、FVII、FIX、FX 的生成需要维生素 K 的参与,也将其称为依赖维生素 K 的凝血因子。具体各凝血因子见表 1-1。

表 1-1　凝血因子一览表

凝血因子	凝血物质	半衰期 /h	抑制物
I	纤维蛋白原	100~150	
II	凝血酶原	50~80	抗凝血酶

续表

凝血因子	凝血物质	半衰期/h	抑制物
Ⅲ	组织因子		
Ⅳ	钙离子		
Ⅴ	前加速素易变因子	12~36	活化的蛋白质 C
Ⅶ	前转变素稳定因子	4~6	TFPI,抗凝血酶
Ⅷ	抗血友病因子	12~15	不稳定,自发失活;活化的蛋白质 C
Ⅸ	血浆凝血活酶	18~30	抗凝血酶
Ⅹ	Stuart-Prower 因子	25~60	抗凝血酶,TFPI
Ⅺ	血浆凝血活酶前质	40~80	α_1抗胰蛋白酶,抗凝血酶
Ⅻ	接触因子	50~70	抗凝血酶
ⅩⅢ	纤维蛋白稳定因子	150	
	高分子量激肽原		
	前激肽释放酶		抗凝血酶

注:TFPI,tissue factor pathway inhibitor,组织因子途径抑制物。

　　生理状态下,当血管受损时,机体启动凝血系统,但循环血液并不凝固。止血栓只局限于病变部位,并不累及未损部位,这说明体内同时存在抗凝物质,将凝血过程严格控制在一定的时间和空间上。血管内皮具有抗凝作用,可防止凝血因子、血小板与内皮下的成分接触,从而避免凝血系统的激活和血小板活化。同时血管内皮细胞还可以合成和释放抑制血小板聚集和促进血栓溶解的物质。纤维蛋白可吸附凝血过程中形成的凝血酶,一方面加速局部凝血反应的进行,另一方面可避免凝血酶向周围扩散,在空间上限制了凝血部位。同时进入循环体系的活化凝血因子可被血流稀释,并被血浆中的抗凝物质灭活和被单核巨噬细胞吞噬,从而终止凝血过程。此外还有一些生理性抗凝物质如抗凝血酶、肝素辅因子Ⅱ、蛋白质C、蛋白质S、凝血调节蛋白(thrombomodulin,TM)、组织因子途径抑制物(tissue factor pathway inhibitor,TFPI)、肝素等。具体抗凝物质见表1-2。

表1-2 抗凝物质一览表

抗凝物质	作用
血管内皮	合成和释放前列环素、一氧化氮,抑制血小板聚集;释放表面硫酸乙酰肝素、凝血调节蛋白;合成和释放 t-PA
单核巨噬细胞	吞噬促凝血物质
纤维蛋白	吸附凝血酶
抗凝血酶	灭活 60%~70% 的凝血酶
肝素辅因子Ⅱ	灭活 30% 的凝血酶
蛋白质C	灭活 FⅧa、FVa
蛋白质S	蛋白质 C 辅因子,增强其活性
凝血调节蛋白	使得凝血酶激活蛋白质 C 的速度提高 1 000 倍
TFPI	灭活 FXa、FⅦa- 组织因子复合物
肝素	增强抗凝血酶的活性而发挥间接抗凝作用,并可刺激血管内皮细胞释放 TFPI

注:t-PA,tissue-type plasminogen activator,组织型纤溶酶原激活物。

5

凝血过程

动脉血栓的形成过程

动脉血管管腔窄、压力高、血液流速快,一般不因血液淤滞或凝血功能亢进而形成血栓。大多以动脉粥样硬化为基础,一般始发于动脉粥样硬化斑块破溃,出现内皮损伤,促使血小板黏附、聚集,造成管腔狭窄。血栓以白血栓为主,主要由血小板和少量纤维蛋白组成(图 1–1)。

因此对于动脉血栓的预防,通常不以抗凝药作为首选,而是采用抗血小板药物,同时联合他汀类药物稳定斑块,减少斑块破溃的发生。

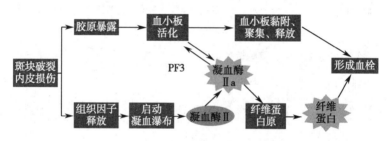

PF3,platelet factor 3,血小板第 3 因子。

图 1–1　动脉血栓形成过程

静脉血栓的形成过程

静脉血管管腔大、压力低、血液流速慢,静脉血栓的形成常因血液高凝和淤滞所致。血流缓慢和高凝状态破坏了血液中凝血与抗凝的平衡,触发了凝血瀑布。血栓以红血栓为主,主要由纤维蛋白和红细胞构成,含有少量血小板。

静脉血栓的形成是由凝血因子按一定顺序相继激活,使凝血酶原转变为凝血酶,最终使纤维蛋白原变为纤维蛋白的过程。这一过程可分为凝血酶原酶复合物的形成、凝血酶原的激活和纤维蛋白的生成三个基本步骤。凝血酶原酶复合物可以通过内源性凝血途径和外源性凝血途径生成,两条途径的主要区别在于启动方式和参与的凝血因子不同。

内源性凝血途径:内源性凝血途径是指参与凝血的因子全部来自血液,通常因血液与带负电荷的异物表面(如玻璃、胶原、硫酸酯、白陶土等)接触而启动。先是 FXII 结合到异物表面,并被激活为 FXIIa,然后 FXIIa 激活 FXI,成为 FXIa,FXIa 在 Ca^{2+} 存在下可激活 FIX,生成 FIXa,FIXa 在 Ca^{2+} 的作用下与 FVIIIa 在活化的血小板的膜磷脂表面结合形成复合物,可进一步激活 FX,生成 FXa,见图 1-2。

外源性凝血途径:外源性凝血途径是指由来自于血液之外的组织因子暴露于血液而启动的凝血过程。当血管损伤时,暴露出组织因子,后者与 FVII 结合,成为 FVIIa–组织因子复合物,后者在磷脂和 Ca^{2+} 存在的情况下迅速激活 FX,生成 FXa,见图 1-2。在病理状态下,细菌内毒素、补体 C5a、免疫复合物、肿瘤坏死因子等均可刺激血管内皮细胞和单核细胞表达组织因子,从而启动凝血过程,因此在抗凝治疗过程中,当机体存在以上病理生理改变时需加强抗凝监护,随时调整治疗方案。

内源性凝血途径和外源性凝血途径最终汇合于同一途径,所生成的 FXa 在 Ca^{2+} 存在的情况下可与 FVa 在磷脂膜表面形成 $FXa–FVa–Ca^{2+}–$ 磷脂复合物,即凝血酶原酶复合物,进而激活凝血酶原,成为凝血酶,凝血酶作为多功能凝血因子,其主要作用是使纤维蛋白原转变为纤维蛋白,FXIIIa 在 Ca^{2+} 的作用下使纤维蛋白单体相互聚合,形成不溶于水的交联纤维蛋白多聚体凝块,见图 1-2,在整个静脉血栓形成过程中 FVII 和组织因子处于最主要的地位。

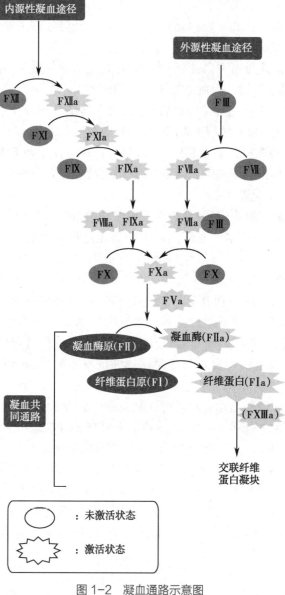

图 1-2 凝血通路示意图

第二节 纤溶系统与血栓溶解

在正常情况下,为了保证血管通畅,组织损伤后形成的止血栓会在完成止血任务后,逐步溶解,这一过程依赖于纤维蛋白溶解系统,简称纤溶系统。

纤溶系统的主要功能是使纤维蛋白凝块溶解,它主要包括血纤蛋白溶解酶原(简称纤溶酶原)、纤溶酶、纤溶酶原激活物、纤溶抑制物和纤维蛋白(原)降解产物。首先无活性的纤溶酶原在特异性激活物的作用下转化为有活性的纤溶酶,然后纤溶酶分解纤维蛋白(原)成可溶性纤维蛋白(原)降解产物。因此,纤溶过程主要分为纤溶酶原的激活和纤维蛋白(原)的降解两个阶段(图 1-3)。

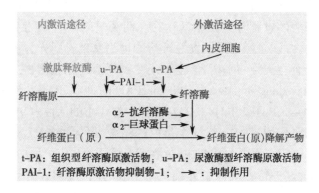

图 1-3 纤溶系统激活与抑制示意图

纤溶酶原的激活

纤溶酶原是纤溶酶的非活性前体,其主要功能是在各种纤溶酶原激活物的作用下,发生有限水解,裂解成纤溶酶。

纤溶酶原激活物可分为内激活物、外激活物和外源性激活物,其中内激活物主要包括凝血相关因子,如 FⅫa、FⅪa、高分子量激肽原(HNWK)、激肽释放酶。外激活物主要包括组织型纤溶酶原激活物(tissue-type plasminogen activator, t-PA)和尿激酶型纤溶酶原激活物(urokinase-type plasminogen activator,u-PA)。外源性激活物主要包括链激酶、尿激酶、重组 t-PA。

纤溶酶原的激活可根据纤溶酶原激活物的不同分为三种途径:

- 内激活途径:当血液与异物表面接触而激活 FⅫ时,一方面启动内源性凝血途径,另一方面也通过 FⅫa 激活激肽释放酶,进而降解纤溶酶原为纤溶酶,此途径为内激活途径。因此 FⅫa、激肽释放酶是体外循环时的主要纤溶酶原激活物。

- 外激活途径:外激活物 t-PA 和 u-PA 使纤溶酶原转为纤溶酶的过程称为外激活途径。两者是纤溶酶原的基本激活物,该途径也是原发性纤溶的理论基础。同样为了达到凝血与抗凝的平衡,该途径还受到纤溶酶原激活物抑制物(plasminogen activator inhibitor,PAI)的抑制,PAI 主要包括 PAI-1、PAI-2、PAI-3、PAI-4,其中 PAI-1 的活性占 99%,起主要作用。t-PA 与纤维蛋白的结合,可导致 t-PA 对纤溶酶原的亲和力大大增加,激活纤溶酶原的效应可增加 1 000 倍,这一特性确保了纤维蛋白生成的同时,t-PA 介导的纤溶系统即刻启动,也有利于将纤溶局限在形成的血栓局部。u-PA 的活性以及对纤维蛋白的亲和力均低于 t-PA,不需纤维蛋白活化。

- 外源性激活途径:外源性激活物(链激酶、尿激酶、重组 t-PA)进入体内后,可激活纤溶酶原,降解产生纤溶酶。该途径是药物依赖途径,主要用于药物溶栓。

纤维蛋白与纤维蛋白原的降解

纤溶酶是由纤溶酶原活化、裂解产生的具有胰蛋白酶活性的丝氨酸蛋白酶，其最敏感的底物是纤维蛋白和纤维蛋白原。

在纤溶酶的作用下，纤维蛋白和纤维蛋白原可被分解为许多可溶性小肽，这些降解产物统称为纤维蛋白（原）降解产物（fibrin degradation products，FDP）。FDP 通常不再发生凝固，其中部分小肽还具有抗凝血作用。

纤溶酶活性强，但特异性低，除了可以降解纤维蛋白（原）外，还可以水解各种凝血因子（FⅡ、FV、FⅧ、FX、FⅫ）、降解血小板膜糖蛋白Ⅰb（platelet membrane glycoprotein Ⅰb，GPⅠb）、血小板膜糖蛋白Ⅱb/Ⅲa（platelet membrane glycoprotein Ⅱb/Ⅲa，GPⅡb/Ⅲa）、分解血浆蛋白、补体等。因此，当纤溶系统亢进时，正常机体可因凝血因子的大量分解和纤维蛋白降解产物的抗凝作用而产生出血倾向。

纤溶抑制物

体内有多种物质抑制纤溶系统的活性，大致上，可以将这些物质分为纤溶酶原激活物抑制物以及纤溶酶抑制物。

纤溶酶原激活物抑制物

纤溶酶原激活物抑制物（plasminogen activator inhibitor，PAI）以 PAI-1 为主，还包括 PAI-2、PAI-3、PAI-4。

PAI-1 主要由血管内皮细胞产生，它的主要作用是通过与 t-PA 和 u-PA 结合而使之灭活。血中的 PAI-1 只占总量的 10%，大部分贮存在血小板 α 颗粒中。因此，血小板被激活后可迅速释放 PAI-1，显著增加血栓局部的 PAI-1 浓度，从而维持纤维蛋白凝块的稳定性，促进血栓形成。

PAI-2 的活性只有 PAI-1 的 1/10 左右。在妊娠后期，血浆中 PAI-2 的含量高达 100μg/L。所以，PAI-2 可能是造成孕妇妊娠期易发高凝状态的原因之一。

纤溶酶抑制物

α_2-抗纤溶酶(α_2-antiplasmin,α_2-AP)是最重要的纤溶酶抑制物,主要由肝脏合成,少量由巨核细胞合成并储存在血小板 α 颗粒中,并可在血小板被激活时释放出来。

α_2-AP 通过与纤溶酶结合成复合物而抑制纤溶酶的活性,同时还能抑制激肽释放酶等丝氨酸蛋白酶的活性。

在血液循环中,游离的纤溶酶一旦出现,α_2-AP 就会与其形成复合物,快速使其灭活,因此,纤溶酶在血流中的半衰期很短,约 0.1~0.5s。在血凝块中,α_2-AP 在 FXIIIa 的催化下可与纤维蛋白原结合,从而抑制纤溶酶的产生,进一步抑制纤溶酶对纤维蛋白的降解。

除 α_2-AP 外,凝血酶活化纤溶抑制物(thrombin activatable fibrinolysis inhibitor,TAFI)、α_2-巨球蛋白、富含组氨酸糖蛋白、凝血酶反应素、C_1 抑制物也都属于纤溶酶抑制物。主要纤溶物质及其作用见表 1-3。

表 1-3 纤溶物质一览表

纤溶物质	作用
纤溶酶原	转化为纤溶酶
t-PA	纤维蛋白可增强其作用
u-PA	不需要纤维蛋白活化
纤溶酶	降解纤维蛋白(原)
PAI-1	与 t-PA 和 u-PA 结合使之灭活
α_2-AP	与纤溶酶结合抑制其活性

参考文献

[1] 陈伟伟,高润霖,刘力生,等.中国心血管病报告 2017(概要).中国循环杂志,2018,33(1):1-8.

［2］国家卫生健康委员会.2018 中国卫生健康统计提要.北京:中国协和
医科大学出版社,2018.

［3］王庭槐.生理学.9 版.北京:人民卫生出版社,2018.

［4］STASSEN J M, ARNOUT J, DECKMYN H. The hemostatic system.
Current Medicinal Chemistry, 2004, 11(17): 2245-2260.

［5］ARNOUT J, HOYLAERTS M F, LIJNEN H R. Haemostasis. Handbook
Experimental Pharmacology, 2006, 176(Pt2): 1-41.

［6］BROZE G J J R. Tissue factor pathway inhibitor and the revised theory of
coagulation. Annual Review of Medicine, 1995, 46(1): 103-112.

［7］WALSH P N. Roles of platelets and factor XI in the initiation of blood
coagulation by thrombin. Thrombosis & Haemostasis, 2001, 86(1): 75-82.

［8］BACK J, SANCHEZ J, ELGUE G, et al. Activated human platelets induce
factor XII a-mediated contact activation. Biochemical Biophysical Research
Communication, 2010, 391(1): 11-17.

［9］MAAS C, RENNE T. Regulatory mechanisms of the plasma contact system.
Thrombosis Research, 2012, 129Suppl(2): S73-76.

（徐　航　夏宗玲　严思敏）

第二章
抗栓药物及相关药学监护

抗栓药物根据药理作用不同可分为抗凝血药物、抗血小板药物、溶栓药物。

第一节　抗凝血药物

抗凝血药物按给药途径分类,可分为非口服抗凝血药物和口服抗凝血药物。

非口服抗凝血药物

非口服抗凝血药物主要包括肝素及其衍生物、直接凝血酶Ⅱa抑制剂等。

肝素及其衍生物包括肝素、低分子肝素、磺达肝癸钠。本类药物自身没有内在的抗凝活性,它们通过和抗凝血酶特异地结合发挥抗凝活性。肝素及其衍生物的分子量大小决定了其对不同凝血蛋白活性抑制能力的强弱,分子量越大,对抗凝血酶－凝血蛋白复合物的覆盖越完全,抑制凝血蛋白的范围越广;分子量越小,抑制的凝血蛋白种类相对越单一。

直接凝血酶Ⅱa抑制剂在临床常用的有比伐卢定、地西卢定以及阿加曲班。

肝素

肝素是由葡萄糖醛酸、艾杜糖醛酸、氨基葡萄糖与硫酸聚合而成的糖胺聚糖,临床常用的肝素是分子量不同的酸性糖胺聚糖相混合的硫酸氨基多糖的钠盐,平均分子量约 15 000Da。

【药理作用】

肝素在体内外都有抗凝血作用。其作用机制比较复杂,主要通过结构中的戊多糖序列与抗凝血酶Ⅲ(AT-Ⅲ)结合,而增强抗凝血酶对凝血因子Ⅱa、Ⅸa、Ⅹa、Ⅺa 和Ⅻa 的抑制作用,从而发挥抗凝作用。此外,由于几乎所有的肝素链都有 18 个糖类单元,使其可同时与抗凝血酶和凝血酶结合,从而进一步增强其对凝血酶的抑制作用。但其抗凝作用增强的同时也增大了其出血的风险,详见图 2-1。

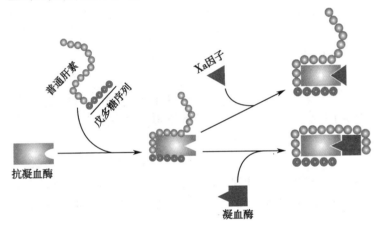

图 2-1　肝素作用机制示意图

【药物特点】

肝素抵抗现象。肝素抵抗是指部分患者在应用规定剂量肝素后,活化部分凝血活酶时间(activated partial thromboplastin time,aPTT)或激活全血凝固时间(activated clotting time of whole blood,ACT)达不到预期水平,为使 aPTT 或 ACT 值维持在治疗范围而需要更大剂量肝素的情况。引起肝素抵抗的原因包括抗凝血酶缺乏、肝素清除率增加、肝素结合蛋白增加、FⅧ增加、纤维蛋白原增加等。对于需大剂量(>35 000IU/d)肝素的静脉血栓栓塞患者,根据抗Ⅹa因子活性水平调整肝素剂量是达到有效抗凝水平较为可靠的方法。

肝素可引起过敏反应及血小板减少,常发生在用药初5~9天,故开始治疗1个月内应定期监测血小板计数。在持续应用肝素治疗停药后,抗凝血酶Ⅲ尚未恢复正常时,患者有血栓形成的风险,故停用肝素后宜继续应用口服抗凝血药物。

在临床应用中,肝素过量可致出血。对肝素过敏、有自发出血倾向者、血液凝固迟缓者如血友病、紫癜、血小板减少、溃疡病、创伤、产后出血者及严重肝功能不全者应禁用肝素。出现严重出血时,除了支持疗法和输新鲜血液外,可使用鱼精蛋白进行中和,鱼精蛋白可与肝素结合形成稳定的盐,1mg鱼精蛋白能中和大约100IU肝素。

【药学监护】

治疗量的肝素须常规监测aPTT,目标值为正常值的1.5~2.5倍。开始时应每6h根据aPTT数值调整给药速率,稳定后每日监测1次即可。

心脏手术体外循环时,需要极大剂量的肝素来预防凝血,在这个剂量范围下aPTT的值无穷大,应采用敏感度更低的凝血指标,如ACT,监测肝素的抗凝效果。在体外循环时,ACT 350~450s为宜。

药物治疗期间注意观察患者有无出血,包括大小便颜色、皮肤浅表出血点、血肿及其他出血现象。监测血红蛋白、血小板计数、D-二聚体等,以警惕出血及血栓事件的发生。

对于肝素抵抗患者,文献显示,可将其抗Ⅹa因子活性水平控制在0.35~0.70IU/ml范围内。

低分子肝素

低分子肝素是肝素解聚制得的一种低分子量氨基葡萄糖,平均分子量约4 000~6 000Da,包括依诺肝素、达肝素、亭扎肝素、阿地肝素、那屈肝素以及瑞维肝素,临床上常用的是依诺肝素、那屈肝素、达肝素。

【药理作用】

低分子肝素由于片段较短,因此其抗凝血酶的作用远低于抗 Xa 因子的作用,这就使得低分子肝素具有既对 Xa、Ⅱa 因子和蛋白酶有抑制作用,又不延长 aPTT,同时对血小板功能、脂质代谢影响较少的特点,因而极少增加出血倾向,详见图 2-2。

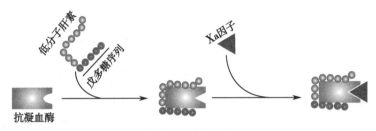

图 2-2 低分子肝素作用机制示意图

【药物特点】

与肝素相比,低分子肝素具有抗 Xa 因子强、抗 Ⅱa 因子弱、抗血栓作用强、生物利用度高、血浆半衰期长及对血小板的影响小、出血不良反应少等优点。

【药学监护】

低分子肝素不需要常规进行监测,肾功能不全的患者可以进行抗 Xa 因子监测,建议用药后 4h 抽血测定,因为肾功能不全的情况下低分子肝素的清除速率下降,导致半衰期延长。肥胖患者、孕妇和儿童也需要监测抗 Xa 因子活性。

用药期间及每次注射前后均应详细检查患者的局部出血情况、全身各系统有无出血倾向及其他不良反应,如腹部注射部位出现硬结、瘀斑、疼痛等,应警惕有出血可能。

在使用过程中定期检测血小板计数、凝血酶原时间(prothrombin time,PT)、aPTT、纤维蛋白原(fibrinogen,FG)及肝、肾功能等,以警惕出血及血栓事件的发生。

常用低分子肝素的比较与临床适应证分别见表 2-1、表 2-2。

表 2-1　常用低分子肝素的比较

项目	依诺肝素	达肝素	那屈肝素
灭活目标凝血因子	Xa、IIa	Xa、IIa	Xa、IIa
抗 Xa/ IIa 活性比	3.9	2.5	3.3
平均分子量 /Da	4 170	6 100	4 470
生物利用度 /%	近 100	87±6	近 100
分布容积	4.3L	40~60ml/kg	6~7L
半衰期 /min	275	228	201
达最大抗 Xa 活性时间 /h	2.35	2.83	3.62
肾排泄	有	有	有
起效时间 /h	3~5	1~2	—
哺乳	不推荐	不推荐	不推荐
血小板减少症发生率	1%~2%	<1%	未定

表 2-2　常用低分子肝素的临床适应证

药品名称	适应证					
	NSTE MI/ACS	VTE 预防		DVT 治疗		血透
		内科	外科	无 PE	合并 PE	
依诺肝素	√	√	√	√	√	√
达肝素	√		√	√		√
那屈肝素	√		√	√		√

注:NSTE,non-ST segment elevation myocardial infarction,非 ST 段抬高型心肌梗死;MI,myocardial infarction, 心肌梗死;ACS,acute coronary syndrome,急性冠脉综合征;DVT,deep vein thrombosis,深静脉血栓形成;VTE,venous thromboembolism,静脉血栓栓塞症;PE,pulmonary embolism,肺栓塞。

磺达肝癸钠

磺达肝癸钠是一种人工合成的单纯戊糖结构化合物,可选择性间接抑制 Xa 因子,分子量为 1 728Da。

【药理作用】

磺达肝癸钠仅含有戊多糖序列,无法与凝血酶结合,主要通过特异性结合抗凝血酶,选择性作用于 Xa 因子,阻断凝血级联反应,抑制凝血酶的形成和血栓的增大,从而起到抗凝作用,详见图 2-3。

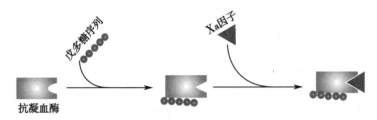

图 2-3　磺达肝癸钠作用机制示意图

【药物特点】

磺达肝癸钠不灭活凝血酶,仅抑制 Xa 因子活性。

不会与 Ⅱ 型肝素诱导性血小板减少症(heparin-induced thrombocytopenla,HIT)患者的血清发生交叉反应,故对血小板也无抑制作用,不影响 ACT,一般不会引起肝素诱导的血小板减少。

磺达肝癸钠常规固定剂量给药,不需进行相关监测。特殊患者,如肾功能不全者、肥胖者、孕妇、儿童等可以监测抗 Xa 因子活性。

【药学监护】

用药期间及每次注射前后均应详细检查患者的局部出血情况、全身各系统有无出血倾向及其他不良反应,如腹部注射部位出现硬结、瘀斑、疼痛等,应警惕有出血可能。

在使用过程中应定期检测 PT、aPTT、FG 及肝、肾功能等,以警惕出血及血栓事件的发生。

肝素、低分子肝素和磺达肝癸钠的比较见表 2-3。

表 2-3　肝素、低分子肝素和磺达肝癸钠的比较

项目	肝素	低分子肝素 (依诺肝素)	磺达肝癸钠
灭活目标凝血因子	Ⅱa、Ⅸa、Ⅹa、Ⅺa、Ⅻa	Ⅹa、Ⅱa	Ⅹa
半衰期	呈剂量依赖性:i.v. 25IU/kg,30min;100IU/kg,60min;400IU/kg,150min	血浆:肝素的 2~4 倍;基于抗 Ⅹa 活性:4.5~7.0h	17~21h 肾功能不全和老年人半衰期延长
肾排泄	非饱和机制通过肾脏清除(速度较慢)	有	有
给药途径	i.v. 或 i.h.	i.h.	i.h.
起效时间	i.v.:立即 i.h.:约 20~30min	i.h. 达峰时间:3~5h	i.h. 达峰时间:约 2~3h
妊娠分级	C	B	B
哺乳	不分泌进入乳汁	无禁忌,但原则上应停止哺乳	未知
监测指标	VTE:抗 Ⅹa 水平范围 0.3~0.7IU/ml(显色底物法)或 0.2~0.4IU/ml(鱼精蛋白滴定法);aPTT 为参考值的 1.5~2.5 倍	每日单次给药时:抗 Ⅹa 水平范围 0.8~1.2IU/ml;每日 2 次给药:抗 Ⅹa 水平范围 0.4~1.0IU/ml	预防:给药 3h 后抗 Ⅹa 水平范围 0.8~1.3IU/ml;治疗:给药 3h 抗 Ⅹa 水平范围 0.6~1.0IU/ml
血小板减少症发生率	<5%	1%~2%	PLT 50 000~100 000 :3% PLT<50 000 :<1%

注:PLT,platelet,血小板。

比伐卢定

比伐卢定是人工合成的 20 个氨基酸多肽,为凝血酶直接、

特异、可逆性抑制剂,分子量为2 180Da。

【药理作用】

比伐卢定可与游离型或结合型凝血酶催化位点和底物识别位点发生特异性结合,直接抑制凝血酶的活性。同时由于凝血酶可水解比伐卢定多肽顺序中3位精氨酸和4位脯氨酸之间的肽键,使比伐卢定失活,所以比伐卢定对凝血酶的抑制作用是可逆而短暂的,故抗凝效果可以被预测。

【药物特点】

特异性抑制凝血酶活性,对已与纤维蛋白结合的凝血酶也有抑制作用,且对凝血酶的抑制作用是可逆的,疗效可控。

半衰期短,需要静脉维持给药,药代动力学特征见表2-4。

能被内源性多肽酶降解,因此可安全用于肾损害的患者。

不良反应较少,不易引起血小板减少,可用于肝素诱导性血小板减少症的抗凝治疗。

【药学监护】

比伐卢定通常不需要实验室监测,对于特殊人群可通过aPTT监测。aPTT参考范围值为1.5~2.5倍正常值。对于经皮冠脉介入术(percutaneous coronary intervention,PCI)术中使用的患者可通过术中监测ACT调整给药剂量。对于术后维持用药的患者通过监护原发疾病的临床表现,及时判断治疗效果。

地西卢定

地西卢定是一个源于水蛭素的重组衍生物,分子量为6 963Da。

地西卢定为高度特异性的凝血酶直接抑制剂,与凝血酶的催化部位和扩展底物识别部位以1:1比例紧密结合,形成高亲和力、不可逆的复合物,从而使凝血酶失去凝血活性,发挥抗凝作用。建议在使用过程中监测aPTT,根据aPTT调整剂量。aPTT参考范围值为1.5~2.5倍正常值。由于该药经肾脏排泄,肾功能不全的患者应根据实际肌酐清除率,调整给药剂量。

阿加曲班

阿加曲班是基于 1- 精氨酸结构化学合成的特异、可逆性凝血酶抑制剂,分子量为 527Da。

【药理作用】

选择性地与凝血酶的催化位点进行可逆性结合,从而发挥竞争性抑制作用,不需要辅助因子抗凝血酶Ⅲ的参与。

【药物特点】

分子量小,可以进入血栓内部,抑制已经与纤维蛋白结合的凝血酶。

对血小板功能无影响,不导致血小板减少症,可用于肝素诱导性血小板减少症患者的抗凝治疗。

不受年龄、性别和肾功能影响,可用于严重肾功能不全患者;通过肝脏代谢,严重肝功能不全患者禁用,药代动力学特征见表 2-4。

【药学监护】

通常不需进行实验室监测,对于特殊人群可监测 aPTT,aPTT 监测参考范围值为 1.5~2.5 倍正常值,停药后 aPTT 在 2~4h 恢复至正常。

给药期间监护血栓栓塞部位临床症状是否缓解,监护患者临床症状及有无新发血栓,及时判断治疗效果;此外还应同时监护患者有无出血症状或出血倾向的发生。

表 2-4 直接Ⅱa 因子抑制剂的特征

项目	比伐卢定	地西卢定	阿加曲班
作用机制	可逆地、选择性抑制凝血酶	直接、可逆地、高选择性抑制凝血酶	可逆地、高选择性抑制凝血酶
给药途径	i.v.	i.h.	i.v.
生物利用度 /%	100	100	100

项目	比伐卢定	地西卢定	阿加曲班
分布容积	0.2L/kg	25L	174ml/kg
代谢	被蛋白酶裂解	被羧肽酶降解	主要经肝羟基化和芳香化代谢
排泄	尿(20%),蛋白酶裂解	尿(40%~50% 为原型)	粪便(约 65%;14% 为原型),尿(约 22%;16% 为原型)
达峰时间	—	1~3h	—
妊娠分级	B	C	C
哺乳	未知	未知	未知
监测指标	ACT、aPTT,aPTT 范围 1.5~2.5 倍正常值	aPTT,范围 1.5~2.5 倍正常值	aPTT,范围 1.5~2.5 倍正常值
主要不良反应	急性支架血栓、血栓形成、低血压、疼痛、头痛、恶心、出血、背痛	过敏、出血、深静脉血栓性静脉炎、伤口分泌物增多、恶心	过敏、出血、胸痛、低血压

口服抗凝血药物

口服抗凝血药物根据作用机制分为维生素 K 拮抗剂和非维生素 K 拮抗剂两大类。以维生素 K 拮抗剂为代表的传统口服抗凝血药物主要包括双香豆素类和茚二酮类,茚二酮类的抗凝作用与双香豆素类相同,但可引起严重的过敏反应,临床已少有应用。这类药物作用于多个靶点,如华法林的作用靶点包括凝血因子 Ⅱ、Ⅶ、Ⅸ、Ⅹ。而以非维生素 K 拮抗剂为主的新型口服抗凝血药物,主要针对血栓形成过程中的 2 个重要靶点——凝血因子 Ⅹa 和凝血酶 Ⅱa。因此,新型口服抗凝血药物主要包括直接凝血酶抑制剂和直接 Ⅹa 因子抑制剂。

华法林

华法林属于双香豆类衍生物,是一种维生素 K 拮抗剂,在临床应用已达半个世纪,是研究证据充分、使用最普遍的口服抗凝血药物,分子量 308Da。

【药理作用】

华法林通过抑制维生素 K 环氧化物还原酶,限制合成凝血因子 II、VII、IX、X 发挥抗凝作用。

【药物特点】

华法林的抗血栓作用依赖于凝血酶原的下降程度。华法林半衰期约为 25~60h,故其起作用需要约 2~3d。因此,口服华法林 2~3d 后开始监测国际标准比值(international normalized ratio,INR)。

华法林的有效性和安全性与其抗凝效应密切相关。因个体基因多态性的影响,以及药物与药物、食物与药物相互作用,其剂量 – 效应关系在不同个体有很大差异,因此必须密切监测 INR。

华法林最严重的不良反应是出血。出血风险随着用药强度、用药疗程、合并使用其他药物以及潜在出血性病灶等变化而变化。抗凝治疗的起始阶段及患者存在影响华法林吸收、代谢的伴随疾病时,华法林的出血风险最高。服药期间出现抗凝过度或出血不良反应可使用维生素 K_1 拮抗。

一般来说,INR 在 2.0~3.0 时,患者每年的出血发生率通常小于 3%,但这一数据仍然存在争议。当 INR>4.0 时,颅内出血的风险大大增加,尤其是老年患者。INR 与出血风险的关系详见表 2-5。引起 INR 过高,导致抗凝过度的最常见原因包括:药物相互作用和影响华法林吸收、代谢的临床状况如肝病、营养不良等。根据国外某大型抗凝门诊的数据,最常见的导致 INR 暂时大于 6.0 的因素包括:新服用了已知能够增强华法林效果的药物,复杂的肿瘤,最近有过腹泻、进食减少、服药量超过处方量的情况。引起 INR 过高的危险因素见表 2-6。

表 2-5　INR 与出血风险的关系

INR 范围	出血发生率(每 100 名患者每年)
2.0~3.0	3%
3.0~4.5	9.5%
4.5~6.9	40%
>7.0	200%

表 2-6　引起 INR 过高的危险因素

主要因素	疾病与临床状态	其他增加出血风险的危险因素
• 伴随疾病,如心衰急性疾病,如感染、胃肠道疾病 • 药物相互作用,如抗菌药、对乙酰氨基酚、NSAIDs、某些抗溃疡药物 • 维生素 K 摄入不稳定	• 腹泻 OR 12.8 • 发热 OR 2.9 • 难治性充血性心力衰竭 OR 3.0 • 稳定的肝功能不全 OR 2.8 • 稳定的充血性心力衰竭 OR 1.6	• 年龄 • 女性 • 既往有卒中史 • 既往服用华法林并且 INR 在治疗范围内时仍有严重出血 • 糖尿病、高血压、肝功能不全、肾功能不全、肿瘤、贫血、依从性差、出血性疾病 • 同时服用下列药物中的一种或多种:阿司匹林、NSAIDs、抗血小板药物、抗菌药物、胺碘酮、他汀类药物、贝特类药物 • INR 控制不稳定、抗凝治疗前基础 INR>1.2

注:OR,odds ratio,优势比;NSAIDs,nonsteroidal anti-inflammatory drugs,非甾体抗炎药。

【药学监护】

服用华法林期间须密切监测凝血酶原时间(PT)和国际标准比值(INR)。PT 反映凝血酶原、凝血因子Ⅶ、凝血因子 X 的抑制程度。在华法林治疗最初几天内,PT 主要反映半衰期为 6h 的凝血因子Ⅶ的减少情况。随后,PT 主要反映凝血因子 X 和凝血因子Ⅱ的减少情况。华法林抗凝强度的评价采用 INR,不同的疾病状态华法林的抗凝强度要求也不同。

服用华法林期间须监护患者的用药剂量、服药时间、药品知识认知,对患者进行必要的用药教育。不同厂家的华法林规格可能不同,在患者选择自行购买药品时应注意提醒并在更改药品后密切监测 INR;注意其他药品、食物和膳食补充剂与华法林的相互作用,华法林抗凝治疗期间进食含维生素 K 的食物种类数量应尽量稳定。

华法林抗凝治疗期间注意观察患者有无出血,包括大小便颜色、皮肤浅表出血点、血肿及其他出血现象。药师必须仔细观察出血的症状和体征,同时需要在罹患其他疾病,或者饮食习惯、服药方案有变时,增加监测频率。

达比加群酯

新型口服抗凝血药物达比加群酯为前体药物,在体内能迅速转变为达比加群,是强效、竞争性、可逆性、直接凝血酶抑制剂,分子量 627Da。

【药理作用】

达比加群结合于凝血酶的纤维蛋白特异结合位点,阻止纤维蛋白原裂解为纤维蛋白,从而阻断了凝血瀑布网络的最后步骤及血栓形成。

【药物特点】

达比加群可从纤维蛋白 – 凝血酶结合体上解离,因此,其抗凝作用具有可逆性。在发生危及生命的出血或紧急手术时,可使用专用拮抗剂依达赛珠单抗逆转其抗凝作用。

达比加群酯和达比加群均不通过细胞色素 P450(cytochrome P450,CYP450)系统代谢,因此,与经细胞色素 P450 系统代谢的药物不发生相互作用。但达比加群是转运蛋白 P- 糖蛋白(P-glycoprotein,P-gp)的底物,与强效 P- 糖蛋白抑制剂联合使用会导致达比加群血药浓度升高。

不推荐用于肝酶增高 >2ULN(正常值上限)的患者。该药主要经肾脏排泄,对肾功能不全的患者应注意调整用药剂量并对肾功能进行监测;禁用于重度肾功能不全(肌酐清除率 <30ml/min)患者;可经透析清除。儿童、妊娠期和哺乳期妇女不建议使用该药。

如有遗漏服药现象,若距下次用药时间大于 6h,仍能服用达比加群酯漏服的剂量;如果距下次用药不足 6h,则应忽略漏服的剂量。药代动力学特征见表 2-7。

【药学监护】

当按照预设的固定剂量给药时,达比加群酯产生的抗凝效应是能够预测的,所以不需要常规地进行凝血功能监测。

服药过程中应注意患者有无鼻黏膜出血、血尿、胃肠道出血、贫血或血红蛋白的下降等;常见的胃肠道反应有:恶心、腹泻、腹痛、消化不良;有可能会导致肝功能不全,应注意肝酶的监测。

在用药期间,需定期监测患者的肝、肾功能。

利伐沙班

利伐沙班是一种具有较高生物利用度的口服 Xa 因子抑制剂,分子量 435Da。

【药理作用】

利伐沙班选择性阻断 Xa 因子的活性位点,且不需要抗凝血酶Ⅲ等辅助因子的参与。它通过内源性途径及外源性途径活化 Xa 因子,在凝血级联反应中发挥重要作用。

【药物特点】

利伐沙班抗凝作用具有可预测性好、治疗窗宽、多次给药无蓄积、与药物和食物相互作用少的特点。药代动力学特征见表 2-7。

在临床中若因利伐沙班使用过量而发生危及生命的出血时,Xa 因子拮抗剂 Andexanet alfa 可用于逆转利伐沙班的抗凝作用。

服用利伐沙班 50mg 会出现上限效应。利伐沙班具有高选择性,在人体呈剂量依赖性抑制 Xa 因子活性,但血浆药物水平不会随着剂量增加而进一步升高。

【药学监护】

利伐沙班可按照固定剂量给药,不需要监测凝血功能。但是在特殊情况下,如疑似过量、急诊手术、发生严重出血事件等,可测定抗 Xa 因子活性以评估利伐沙班的抗凝作用。

在用药期间,需定期监测患者的肝、肾功能。

阿哌沙班

阿哌沙班是一种口服的直接、可逆、高选择性的 Xa 因子抑制剂,分子量 459Da。

【药理作用】

阿哌沙班可以抑制 Xa 因子,并抑制凝血酶原酶活性。阿哌沙班对血小板聚集无直接影响,但间接抑制凝血酶诱导的血小板聚集。通过对 Xa 因子的抑制,阿哌沙班抑制凝血酶的产生,并抑制血栓形成。

【药物特点】

阿哌沙班与 Xa 因子活性部分结合的解离常数 K_i 为 0.08nmol/L,而利伐沙班与 Xa 因子的 K_i 为 0.4nmol/L,提示其选择性更高、作用更强。药代动力学特征见表 2-7。

骨科大手术围手术期深静脉血栓形成的高发期是术后 24h 内,所以应尽早进行预防。但术后越早进行药物预防,发生出血的风险也越高。而阿哌沙班是目前唯一具有术后 12~24h 起始给药适应证的新型口服抗凝血药物。

在发生危及生命的出血时,Xa 因子拮抗剂 Andexanet alfa 可用于逆转阿哌沙班的抗凝作用。

【药学监护】

阿哌沙班可按照固定剂量给药,不需要监测凝血功能。

在用药期间,需定期监测患者的肝、肾功能。

艾多沙班

艾多沙班是凝血因子 Xa 的高特异性直接抑制剂,分子量

547Da。

【药理作用】

艾多沙班对其他丝氨酸蛋白酶无作用,其对Ⅹa因子的选择性较对凝血酶高10 000倍,无须抗凝血酶原Ⅲ的参与而直接发挥抗凝作用,可抑制游离的Ⅹa因子、凝血酶Ⅱa以及凝血酶诱导的血小板聚集。

【药物特点】

在发生危及生命的出血时,Ⅹa因子拮抗剂Andexanet alfa可用于逆转艾多沙班的抗凝作用。药代动力学特征见表2-7。

肌酐清除率>95ml/min者不应使用艾多沙班。与华法林相比,此类患者使用艾多沙班发生脑卒中的风险更高。与其他抗凝药相比,提前终止艾多沙班治疗可致脑卒中发生风险升高,还可导致接受脊椎周围麻醉或脊椎穿刺的患者发生硬膜外血肿。

【药学监护】

艾多沙班可按照固定剂量给药,不需要监测凝血功能。

在用药期间,需定期监测患者的肝、肾功能。

表2-7 新型口服抗凝血药物的特征

项目	达比加群酯	利伐沙班	阿哌沙班	艾多沙班
作用机制	作为前药,被激活后可逆地直接抑制凝血酶	直接、选择性、可逆地抑制Ⅹa因子	直接、选择性、可逆地抑制Ⅹa因子	选择性抑制Ⅹa因子
给药途径	p.o.	p.o.	p.o.	p.o.
生物利用度	刚开始服用时较低,约3%~7%	剂量10mg时80%~100%;剂量20mg时66%	约50%	约62%
分布容积/L	50~70	50	21	107

续表

项目	达比加群酯	利伐沙班	阿哌沙班	艾多沙班
代谢	前体药物,经酯酶水解形成达比加群	经肝药酶CYP3A4、CYP3A5、CYP2J2代谢	经肝药酶CYP3A4、CYP3A5代谢	主要以原型存在,少部分经肝药酶CYP3A4代谢
消除半衰期	12~17h(老年人14~17h);轻中度肾功能不全15~18h;重度肾功能不全28h	5~9h(老年人11~13h)	12h	10~14h
排泄	尿80%	尿(66%肾主动分泌,其中36%为原型、30%为无活性代谢产物)粪便(28%,其中7%为原型、21%为无活性代谢物)	尿(27%为原型)、粪便	尿(主要为原型)
达峰时间	1h(食物会使其达峰时间延后2h)	2~4h	3~4h	1~2h
妊娠分级	C	C	B	C
哺乳	未知	未知	未知	未知
监测指标	无须常规监测(aPTT>2.5倍正常值提示抗凝过度)	无须常规监测	无须常规监测	无须常规监测
主要不良反应	消化不良、类胃炎样症状、出血	出血	出血	出血

(严思敏 韩 舟 徐 航 熊 亮 夏宗玲)

第二节　抗血小板药物

抗血小板药物主要通过不同的途径抑制血小板黏附、聚集和释放反应,从而影响动脉血栓的形成和发展。常用的抗血小板药物按其机制可分为:血栓素 A_2(thromboxane A_2,TXA_2)抑制剂、磷酸二酯酶抑制剂、二磷酸腺苷(adenosine diphosphate,ADP)受体拮抗剂、糖蛋白(glucose protein,GP)Ⅱb/Ⅲa 受体拮抗剂、5-羟色胺受体拮抗剂及凝血酶受体拮抗剂。抗血小板药物作用环节详见图 2-4。

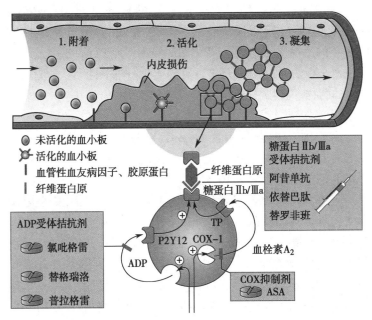

ASA,acetylsalicylic acid,阿司匹林;TP,thromboxane prostanoid,血栓素。

图 2-4　抗血小板药物作用环节

血栓素 A₂ 抑制剂

临床上常用的血栓素 A_2（TXA_2）抑制剂包括阿司匹林和奥扎格雷。

阿司匹林

阿司匹林是 TXA_2 抑制剂中最为经典的药物，是当今抗血小板治疗的基本药物，是由水杨酸与醋酐经人工合成的，属于非甾体抗炎药，同时具有不可逆抗血小板聚集作用，分子量 180Da。

【药理作用】

阿司匹林的作用机制是通过乙酰化环氧酶 -1（cycloxygenase-1，COX-1）近活性部位处的丝氨酸残基，不可逆地抑制 COX-1 的活性，继而阻断了花生四烯酸转化为 TXA_2 的途径，从而减少血小板的聚集，作用环节详见图 2-4。同时，阿司匹林为酸性非甾体药物，大剂量具有解热、镇痛、消炎作用。

【药物特点】

由于血小板自身不能合成 COX-1，所以阿司匹林对于 COX-1 的抑制作用是永久的、不可逆的，作用时间一直持续血小板的整个生命周期 7~10 天。

服用阿司匹林的患者，尽管使用了合适的剂量，仍反复发生血栓事件，称为"阿司匹林抵抗"。"阿司匹林抵抗"发生率为 5%~20% 或更高，患者尿液中有高浓度的 TXA_2 代谢产物，其机制尚不明确，可能包括病理性炎症状态、基因多态性、非环氧化酶途径的血小板激活等。"阿司匹林抵抗"的患者应尽早换用或加用其他作用途径的抗血小板药物如氯吡格雷，以获得良好的临床治疗效果。

消化道出血是阿司匹林最值得关注的不良反应。剂量相关的消化道出血发生率为 4%~5%，明显黑便的发生率大约为 1%，呕血的发生率大约为 0.1%。因此，可将服药时间设置为餐后或与饭同服,并尽量使用缓释或肠溶剂型。阿司匹林肠溶片由于其精确肠溶的制剂特点,可减少其在胃内的停留时间,一般餐前服用。

【药学监护】

监护患者服药期间心血管疾病临床症状及缓解情况。

在用药前仔细询问患者既往病史及用药史,是否存在阿司匹林不耐受、血友病、胃肠道出血史、消化性溃疡以及胃肠道或泌尿生殖道其他潜在的出血灶,如存在上述情况,则不能使用。

根据不同剂型和生产厂家,确定具体服用时间。

监护用药期间是否出现出血或消化道不适,并积极处理。药学查房时关注患者是否有发作哮喘、耳鸣等不良反应可能。患者服药 1~2 周后监测血常规,一旦出现白细胞或血小板计数显著下降应立即停药,并继续监测至恢复正常。

阿司匹林一般需长期服用。药学查房时需关注患者是否存在用药疑虑并及时干预,提高患者依从性。

奥扎格雷

奥扎格雷能选择性的抑制 TXA_2 合成酶,从而抑制 TXA_2 的产生,改善 TXA_2 与前列环素两者间的平衡,最终抑制血小板聚集并减轻血管痉挛。适用于治疗急性血栓性脑梗死和脑梗死所伴随的运动障碍。主要不良反应为胃肠道反应和过敏反应,如恶心、呕吐、荨麻疹、皮疹等,但程度都较轻,经适当处理后可缓解。

磷酸二酯酶抑制剂

磷酸二酯酶抑制剂通过抑制磷酸二酯酶(phosphodiesterase,PDE) 的催化作用,导致胞内环磷酸腺苷(cyclic adenosine monophosphate,cAMP)和环磷酸鸟苷(cyclic guanosine monophosphate,cGMP)浓度增加,从而抑制血小板聚集。代表药物为双嘧达莫和西洛他唑。

双嘧达莫

双嘧达莫临床用于预防血栓形成,其抗血小板聚集的作用机制包括:抑制血小板、上皮细胞和红细胞摄取腺苷,导致局部腺苷浓度增高;抑制 PDE3 和 PDE5,促进血小板内 cAMP 增加;抑制 TXA_2 受体形成;增加前列环素的生物合成。

西洛他唑

西洛他唑临床用于改善由慢性动脉硬化性闭塞症引起的慢性溃疡、疼痛、发冷及间歇性跛行等缺血性症状,也用于预防脑梗死复发(心源性脑梗死除外)。该药通过选择性抑制 PDE3 而减少 cAMP 降解,从而提高血小板内 cAMP 浓度,发挥抗血小板聚集的功效。

部分常用抗血小板药物的比较见表 2-8。

表 2-8 部分常用抗血小板药物的比较

项目	阿司匹林	双嘧达莫	西洛他唑
作用机制	不可逆抑制 COX-1 和 COX-2,导致 TXA_2 合成减少,抑制血小板聚集	抑制腺苷脱氨酶和磷酸二酯酶活性,导致环腺苷酸聚集,抑制血小板聚集	选择性抑制 PDE3,减少 cAMP 降解,提高血小板内 cAMP 浓度,抑制血小板聚集
给药途径	p.o.;Pr.rect.	p.o. 或 i.v.	p.o.
生物利用度	80%~100%	容易吸收,但存在差异	尚不明确
分布容积	10L	2~3L/kg	未知
代谢	可被消化道黏膜、红细胞、关节腔液、血液代谢为有活性的水杨酸盐;水杨酸盐经过肝结合化反应被代谢,代谢可被饱和	肝葡萄糖醛酸结合	主要通过肝脏 CYP3A4 酶代谢为 3,4-二氢-西洛他唑和 4′-顺式-羟基-西洛他唑

续表

项目	阿司匹林	双嘧达莫	西洛他唑
消除半衰期	原型:15~20min 水杨酸盐:3h (300~600mg),5~6h (1g),10h(大于1g)	10~12h	本品和代谢物: 11~13h
排泄	尿(75% 为水杨酰胺乙酸,10% 为水杨酸)	粪便(葡萄糖醛酸结合物和原型)	尿 74% 粪便 20%
达峰时间	p.o.:5~30min Pr.rect.:1~2h	2~2.5h	3h
妊娠分级	C 妊娠晚期 D	B	C
哺乳	分泌	分泌	未知
主要不良反应	出血、消化性溃疡、过敏、耳鸣	头晕、心绞痛恶化、头痛	出血、过敏、头痛、胃部不适

二磷酸腺苷受体拮抗剂

血小板含有两种 ADP 受体,分别为 P2Y1 和 P2Y12。一般情况下,这两个受体必须同时被激动后才能激活血小板,因此,只需阻断任意一个受体即可阻断血小板的激活过程。二磷酸腺苷(ADP)受体拮抗剂即作用这一环节,按作用特点可分为不可逆和可逆两种类型。不可逆的 ADP 受体拮抗剂含有噻吩并吡啶结构,通常为前药,需要在体内经肝脏代谢为活性代谢物发挥抗血小板聚集的作用,代表药物有氯吡格雷、普拉格雷、噻氯匹定。可逆的 ADP 受体拮抗剂可直接发挥抗血小板作用,代表药物有替格瑞洛、坎格瑞洛、伊诺格雷。

噻氯匹定

噻氯匹定是第一个经 FDA 批准的 P2Y12 受体拮抗剂,用于预防和治疗因血小板高聚集状态引起的心、脑及其他动脉的循环障碍性疾病。噻氯匹定在肝脏经两步代谢生成活性代谢产物，能够持久地抑制 ADP 诱导的血小板聚集。由于噻氯匹定易导致中性粒细胞减少，现在已逐渐被氯吡格雷所取代。

氯吡格雷

氯吡格雷为噻吩并吡啶类化合物，是前体药物，必须通过 CYP450 酶代谢生成活性代谢物，发挥不可逆抑制血小板聚集的作用，分子量 419Da。

【药理作用】

氯吡格雷在肝脏内经过 CYP2C19（主要）和 CYP3A4（次要）代谢为活性代谢物，活性代谢产物选择性地抑制二磷酸腺苷与血小板 P2Y12 受体的结合及继发的 ADP 介导的 GP Ⅱb/Ⅲa 复合物的活化，从而抑制血小板的聚集。除 ADP 外，氯吡格雷还能通过阻断由 ADP 引起的血小板活化的扩增，抑制其他激动剂诱导的血小板聚集。

【药物特点】

氯吡格雷与 P2Y12 受体的结合是不可逆的，停药后血小板功能恢复时间较长，药物作用时间可持续 8~10 天。

抗血小板作用常规不需进行相关监测，但氯吡格雷反应性存在很大的个体差异，约 30% 患者存氯吡格雷抵抗现象，对于临床疗效不佳或特殊人群患者可考虑进行 CYP2C19 基因型检测及血栓弹力图测定。

有研究显示 CYP2C19 的不同基因类型对于氯吡格雷抗血小板聚集作用产生影响，其中 *CYP2C19*1* 基因型个体对氯吡格雷的抗血小板聚集作用最强，而携带 *CYP2C19*2*、*CYP2C19*3* 突变患者其氯吡格雷活性代谢产物量明显减少，从而导致其抗血小板活性降低。临床治疗中对于 *CYP2C19*2*、*CYP2C19*3* 突变患者应增加给药剂量或更换药物种类。

由于该药为前药，因此临床药师应警惕其他合并用药对肝药酶的影响，预防因药物相互作用而导致的治疗失败。

【药学监护】

监护患者服药期间心脑血管疾病临床症状及缓解情况。

在用药前首先规避禁忌证,并及时根据患者临床情况变化评价治疗疗程。用药时若出现漏服,在常规服药时间 12h 内,立即补服一次标准剂量;超过 12h,应在下次常规服药时间服用标准剂量。

监护用药期间是否出现异常出血,主要表现为紫癜、挫伤、血肿和鼻出血等。关注患者是否有胃部不适和腹泻,同时及时复查血常规,监测患者的白细胞及血小板计数。

氯吡格雷需长期坚持服用,监护患者是否存在用药疑虑并及时干预,以提高患者依从性。

普拉格雷

普拉格雷临床用于预防急性冠脉综合征患者行经皮冠脉介入术(PCI)术后血栓形成。同样为前药,普拉格雷首先经过肠道和血清中的酯酶代谢为无药理活性的硫代内酯中间体,再经过肝脏 CYP3A4 和 CYP2B6 氧化为活性代谢物,不可逆地与血小板 P2Y12 受体结合,从而抑制血小板聚集。普拉格雷的起效时间与其给药的剂量有关,给予 60mg 负荷剂量后,30min 内即可发挥其抑制血小板聚集的作用,其抗血小板作用强于氯吡格雷,但其出血风险较高,美国 FDA 给出了黑框警告。

替格瑞洛

替格瑞洛是一种环戊基三唑嘧啶类化合物,为选择性二磷酸腺苷受体拮抗剂,分子量 522Da。

【药理作用】

替格瑞洛及其主要代谢产物能可逆性地与血小板 P2Y12 受体相互作用,阻断信号传导和血小板活化,从而发挥抗血小板聚集的作用。

【药物特点】

替格瑞洛起效迅速,与 P2Y12 受体呈可逆性结合,故停药后血小板功能恢复较快。

该药作用强,对氯吡格雷抵抗患者同样有效,但出血风险高于氯吡格雷。替格瑞洛主要经 CYP3A4 代谢,经肝脏清除,一般不可透析清除。

老年人、肾功能损害和轻度肝功能损害患者无须调整剂量。哮喘、慢性阻塞性肺疾病患者在替格瑞洛治疗中发生呼吸困难的风险增大,应慎用。高尿酸血症患者用药后有致尿酸升高风险,需慎用。

【药学监护】

监护患者服药期间心血管疾病临床症状及缓解情况。

在用药前首先规避禁忌证,及时根据患者临床情况变化评价治疗疗程。用药时若出现漏服,应在下次常规服药时间服用标准剂量。

监护用药期间是否出现异常出血,如鼻出血、瘀斑、血尿和黑便等出血现象。密切观察患者有无呼吸困难、心动过缓等症状,一旦发现积极处理。及时复查血常规、肾功能、尿酸水平。

治疗期间避免中断替格瑞洛,应坚持服药。药学查房时需监护患者是否存在用药疑虑并及时干预。

坎格瑞洛

坎格瑞洛临床用于未曾接受 P2Y12 受体拮抗剂、GP Ⅱb/Ⅲa 抑制剂的经皮冠脉介入术患者辅助治疗,以减少围手术期心肌梗死、支架血栓形成的风险,恢复冠状动脉血运重建。坎格瑞洛选择性地、可逆地与 P2Y12 受体结合,阻止进一步的信号传导和血小板活化,发挥抑制血小板聚集的作用。当停药后,血小板的功能可在 60min 内恢复。

不可逆的与可逆的 ADP 受体拮抗剂的比较分别见表 2-9及表 2-10。

表 2-9 不可逆的 ADP 受体拮抗剂的比较

项目	氯吡格雷	普拉格雷	噻氯匹定
作用机制	前药,被激活后不可逆阻断 P2Y12 受体,阻止 GP Ⅱ b/ Ⅲ a 受体复合物激活,达到减少血小板聚集的作用	前药,被激活后不可逆阻断 P2Y12 受体,阻断 GP Ⅱ b/ Ⅲ a 受体复合物激活,达到减少血小板激活和聚集的作用	抑制 ADP 诱导的血小板聚集
给药途径	p.o.	p.o.	p.o.
生物利用度	>50%	吸收迅速 ≥79%	>50%
分布容积	未知	44~48L	未知
代谢	被肝酯酶水解为无活性的羧酸衍生物;被 CYP450(主要是 2C19)代谢为活性硫醇衍生物	被肠和血清酯酶水解为无活性的硫代内酯中间体,再经过 CYP450(主要是 3A4 和 2B6)氧化为活性代谢物	在肝脏经两步代谢生成活性代谢产物
消除半衰期	原型:约 6h 硫醇衍生物:30min 羧酸衍生物:8h	活性代谢物:约 7h	约 6h
排泄	尿 50% 粪便 46%	尿(68% 无活性代谢物) 粪便(27% 无活性代谢物)	尿(小部分) 粪便 60%
达峰时间	0.75h	60mg 负荷剂量后,小于 30min 达抑制 20% 血小板功能的时间:30min	1~2h
妊娠分级	B	B	B

续表

项目	氯吡格雷	普拉格雷	噻氯匹定
哺乳	未知	未知	未知
主要不良反应	出血、过敏、TTP	出血、贫血、TTP	出血、粒细胞减少或缺乏、血小板减少、TTP、胃肠反应

注：TTP，thrombotic thrombocytopenic purpura，血栓性血小板减少性紫癜。

表2-10 可逆的 ADP 受体拮抗剂的比较

项目	坎格瑞洛	替格瑞洛
作用机制	选择性、可逆性结合 P2Y12 受体，直接阻断 ADP 诱导的血小板激活和聚集	可逆非竞争性与P2Y12受体结合，阻断 ADP 介导的 GP Ⅱ b/Ⅲ a 受体激活，降低血小板聚集能力
给药途径	i.v.	p.o.
生物利用度	100%	36%
分布容积	3.9L	87.5L
蛋白结合率	97%~98%	大于 99%
代谢	经循环中的脱磷酸作用变为主要代谢物而失活	主要经肝 CYP3A4 代谢，少部分由 CYP3A5 代谢
消除半衰期	3~6min	原型：7h 活性代谢物：9h
排泄	尿（58%）粪便（35%）	粪便（58%）尿（27%）
起效时间	2min 内	30min~4h
药效持续时间	停药后，血小板功能 1h 内恢复	3~5d
妊娠分级	C	C
哺乳	未知	未知
主要不良反应	出血、过敏、肾功能损害、呼吸困难	出血、呼吸困难、缓慢性心律失常、尿酸、肌酐水平升高

糖蛋白Ⅱb/Ⅲa受体拮抗剂

糖蛋白（GP）Ⅱb/Ⅲa是血小板表面的整合蛋白,其在未激活的血小板上处于非活化状态。当血小板被激活时,GPⅡb/Ⅲa会发生构象转变,成为纤维蛋白原或血管性血友病因子(von Willebrand factor,vWF)的受体,将血小板锚定在接触膜表面上并导致血小板的聚集。GPⅡb/Ⅲa受体拮抗剂一方面通过抑制纤维蛋白原、vWF和GPⅡb/Ⅲa受体结合,另一方面通过抑制凝血酶原和GPⅡb/Ⅲa受体结合,从而减少凝血酶的生成而产生抗凝作用。作用环节见图2-4。临床常用GPⅡb/Ⅲa受体拮抗剂有阿昔单抗、替罗非班、依替巴肽。这些常用药物特性比较见表2-11。

阿昔单抗

阿昔单抗为单克隆抗体7e3的人源化fab片段,分子量48kDa,可与GPⅡb/Ⅲa受体不可逆结合,药效持续时间远长于其半衰期,一般停药后12~24h血小板功能恢复正常。

替罗非班

替罗非班是一种非肽类的GPⅡb/Ⅲa受体的可逆性拮抗剂,分子量440Da。

【药理作用】

替罗非班通过阻止纤维蛋白原与GPⅡb/Ⅲa受体结合,从而阻断血小板的交联以及聚集,且抗血小板聚集效果呈剂量依赖性。

【药物特点】

替罗非班半衰期约2h,需持续静脉给药。静脉给药后5min起效,10min内即可抑制体内90%血小板的聚集。该药选择性高,能够强效抑制血小板功能。撤药后血小板功能大约4~8h恢复。

药物通过肾脏和胆道清除,可经血液透析清除,肾功能不全患者需调整剂量,肌酐清除率 <30ml/min 时,半衰期延长 3 倍,出血风险增加,静脉给药速度应减半。

【药学监护】

监护患者用药期间心血管疾病临床症状及缓解情况。

在用药前首先规避禁忌证,并采用 CRUSADE 评分评估患者的出血风险。用药时严格按说明书控制滴速,不可随意调整。

监护用药期间是否出现异常出血,若发生轻微出血不必停药。监护是否出现血小板减少症。在给药前、负荷剂量后 6h 常规检测血常规,包括血小板计数、血红蛋白和血细胞比容,此后每天复查。血小板计数 $<100 \times 10^9/L$ 或较用药前下降 50% 以上时,予以停药并复查血常规至正常。

依替巴肽

依替巴肽为人工合成的环状七肽,属于可逆的、高特异性竞争性 GP Ⅱb/ Ⅲa 受体拮抗剂,分子量小于 1kDa。

【药理作用】

通过阻止纤维蛋白原、vWF 因子和其他黏附配体结合到血小板 GP Ⅱb/ Ⅲa 受体而可逆性抑制血小板聚集。

【药物特点】

该药与 GP Ⅱb/ Ⅲa 受体亲和力较同类其他药物弱,作用维持时间短。中重度肾功能不全,肌酐清除率小于 50ml/min 时,清除率下降 50%,出血风险增加,需减量使用。

【药学监护】

监护患者用药期间心血管疾病临床症状及缓解情况。

监护用药期间是否出现异常出血,表现为牙龈出血、血尿、黑便等。

监护是否出现血小板减少症。在给药前、负荷剂量后 6h 常规检测血常规,包括血小板计数、血红蛋白和血细胞比容,此后每天复查。血小板计数 $<100 \times 10^9/L$ 或较用药前下降 50% 以上时,予以停药并复查血常规至正常。

表2-11　GP Ⅱ b/ Ⅲ a 受体拮抗剂的比较

项目	阿昔单抗	替罗非班	依替巴肽
作用机制	抗体的fab部分能够与血小板 GP Ⅱ b/ Ⅲ a 受体结合,形成空间位阻,从而抑制血小板聚集	可逆地与纤维蛋白原竞争 GP Ⅱ b/ Ⅲ a 受体,从而抑制血小板聚集	作为一个环形的七肽阻断血小板 GP Ⅱ b/ Ⅲ a 受体,可逆地阻断血小板聚集
给药途径	i.v.	i.v.	i.v.
分布容积	70ml/kg	22~42L	185~260ml/kg
代谢	游离药物被蛋白激酶裂解	可以忽略不计	代谢产物脱氨基依替巴肽和极性代谢物,均无活性
消除半衰期	30min	2h	2.5h
排泄	尿	以原型经尿(65%)和粪便(25%)排出	尿
起效时间	迅速,给药后10min抑制体内大于80%血小板的聚集;药效达峰时间30min	给药后10min内抑制体内90%血小板聚集	立即,给药后5min抑制体内大于80%血小板的聚集
药效持续时间	停药后12~24h血小板功能恢复	90%的病人在停药后4~8h血小板功能恢复	持续2~4h,停药后4~8h血小板功能恢复
妊娠分级	C	B	B
哺乳	未知	未知	未知
主要不良反应	出血、低血压、胸痛、背痛、诱导抗体产生、过敏、血小板减少症	出血、血小板减少症	出血、低血压、过敏、血小板减少症

其他抗血小板药物

5- 羟色胺受体拮抗剂

5- 羟色胺受体拮抗剂,如沙格雷酯,对血小板及血管平滑肌的 5- 羟色胺受体具有特异性拮抗作用,因而发挥抗血小板聚集及抑制血管收缩的作用。一般用于改善慢性动脉闭塞症引起的溃疡、疼痛及冷感等缺血症状。

凝血酶受体拮抗剂

沃拉帕沙(vorapaxar)作为第一代凝血酶受体拮抗剂,是新型的抗血小板药物。临床用于伴有心梗史或周围动脉疾病的患者血栓性心血管事件的预防。沃拉帕沙可阻断凝血酶介导的血小板激活,但不会干扰凝血酶介导的纤维蛋白原裂解。目前尚无证据支持单用沃拉帕沙治疗,须在标准抗血小板治疗(阿司匹林、氯吡格雷或两者联用)基础上使用。该药禁用于既往有卒中、短暂脑缺血发作、颅内出血及活动性病理性出血病史的患者。该药特征详见表 2–12。

表 2–12　沃拉帕沙的特征

项目	沃拉帕沙
作用机制	抑制 PAR–1 活性,阻断凝血酶介导的血小板激活,抑制血小板聚集
给药途径	p.o.
分布容积	大约 424L
生物利用度	大约 100%
代谢	通过 CYP3A4 和 CYP2J2 代谢消除。主要活性循环代谢物为 M20(单羟基代谢物),M20 全身暴露量约为沃拉帕沙暴露量的 20%。排泄物中主要代谢物为 M19(胺代谢物)
消除半衰期	8d(范围 5~13d)
排泄	尿(25%)和粪便(58%)
达峰时间	1~2h

续表

项目	沃拉帕沙
妊娠分级	B
哺乳	未知
主要不良反应	出血、贫血、抑郁、皮疹

注：PAR-1，protease activated receptor-1，蛋白酶激活受体-1。

（徐　航　夏宗玲）

第三节　溶栓药物

根据上市的先后和药物的特点，溶栓药物分为第一代溶栓药如链激酶和尿激酶，第二代溶栓药如阿替普酶，以及第三代溶栓药如瑞替普酶和替奈普酶。

第一代溶栓药

第一代溶栓药链激酶、尿激酶为细菌、组织或尿液中的提取物。

链激酶

链激酶是一种来源于乙型溶血性链球菌培养液的单链多肽，分子量约 47kDa。

【药理作用】

链激酶为非选择性的纤维蛋白溶解剂，与纤溶酶原结合，形成具有酶活性的复合物，该复合物能裂解其他纤溶酶原分子上的肽键，导致纤溶酶激活，从而溶解血栓。

【药物特点】

链激酶具有抗原性。人体常受链球菌感染，故体内常有链激酶的抗体存在，使用时必须先给予足够的链激酶初始剂量将其抗体中和。但剂量较难把握，有时可引起过敏反应。

【药学监护】

药物治疗期间关注发热、寒颤、恶心、呕吐、肩背痛、过敏、低血压以及出血等不良反应。出血为其主要并发症,一般表现为注射部位的血肿,不需停药,可继续治疗。严重出血可给予氨基己酸对抗链激酶的作用,更严重者可补充纤维蛋白原或全血。

使用链激酶后 5d 至 12 个月内不能用重组链激酶。用链激酶治疗血管再通后,如果发生再梗死,可以使用其他溶栓药如尿激酶。

尿激酶

尿激酶是从健康人尿液中提取的一种蛋白水解酶,也可由人肾细胞培养制取,无抗原性。它是血管外纤维蛋白溶解反应的主要激活物,分子量 54kDa。

【药理作用】

尿激酶直接作用于内源性纤维蛋白溶解系统,直接使纤溶酶原转变为纤溶酶,从而降解纤维蛋白凝块和血循环中的纤维蛋白原、凝血因子 V 和Ⅷ等,发挥溶栓作用;另外,该药可提高血管 ADP 酶活性,抑制 ADP 诱导的血小板聚集,预防血栓形成。

【药物特点】

尿激酶缺乏特异性,能产生全身性纤溶亢进,无抗原性和过敏反应。

尿激酶溶栓效应与药物剂量和给药时间呈明显相关性,整体溶栓有效率低于阿替普酶。

【药学监护】

监护患者用药期间溶栓效果,且至少每 4h 监测一次患者的心率、体温、呼吸频率和血压等情况。

在用药前首先规避禁忌证,并对患者进行血细胞比容、血细胞计数、凝血酶时间(thrombin time,TT)、PT、aPTT 测定。用药时应严格控制滴速,不可随意调整。

第一代溶栓药物的比较见表 2-13。

表 2-13　第一代溶栓药物的比较

项目	链激酶	尿激酶
作用机制	与纤溶酶原结合后形成酶活性复合物,裂解其他纤溶酶原分子上的肽键,导致纤溶酶激活,溶解血栓	直接作用于内源性纤维蛋白溶解系统,使纤溶酶原转变为纤溶酶;提高血管 ADP 酶活性,抑制 ADP 诱导的血小板聚集,预防血栓形成
给药途径	i.v.	i.v.
生物利用度	100%	100%
分布容积	未知	未知
代谢	主要经肝清除	主要经肝清除
消除半衰期	快时相:5~30min 慢时相:83min	≤20min
排泄	胆汁	胆汁和尿
起效时间	立即	立即
妊娠分级	未知	C
哺乳	禁用	未知
监测	监测出血表现	监测出血表现
主要不良反应	发热、寒颤、恶心、呕吐、肩背痛、过敏、低血压及出血	出血、过敏、消化道反应

第二代溶栓药

阿替普酶

阿替普酶(alteplase,rt-PA),又称重组人组织型纤溶酶原激活物,是一种天然存在的糖蛋白,由一些组织包括内皮细胞产生,含 526 个氨基酸,分子量 70kDa。

【药理作用】

阿替普酶结构中的赖氨酸残基与纤维蛋白结合,激活与纤维蛋白结合的纤溶酶原,使其转变成纤溶酶,从而溶解血栓。

【药物特点】

阿替普酶是特异性纤溶酶原激活剂,对血栓纤维蛋白有选择性,对全身性纤溶活性影响小,无抗原性,安全性高,出血风险较小。

阿替普酶半衰期短,需持续静脉给药。

治疗急性心肌梗死、肺栓塞时阿替普酶用量不超过100mg;治疗急性缺血性脑卒中时阿替普酶最大剂量为90mg。

由于可能导致出血风险增加,阿替普酶溶栓后24h内不得使用抗血小板药物。同时,阿替普酶禁用于18岁以下的急性脑卒中患者的溶栓治疗。

【药学监护】

监护患者用药期间溶栓疗效,如心梗患者应关注心电图ST段是否回落正常、有无出现再灌注心律失常、临床症状是否好转等。

在用药前首先规避禁忌证。

静脉滴注时不可与其他药物配伍,不可用葡萄糖注射液进行稀释,并且应严格控制滴速,不可随意调整。

监护用药期间是否出现异常出血,表现为口腔黏膜,鼻衄,皮肤瘀斑,胃肠道、颅内出血等。关注患者有无体温升高、恶心、呕吐等不良反应。

第三代溶栓药

瑞替普酶

瑞替普酶(reteplase,rPA),又称重组人组织型纤溶酶原激酶衍生物,是一种利用基因工程在大肠埃希氏菌中合成的全新的重组单链非糖基化的纤溶酶原激活物,由355个氨基酸分子组成,分子量39kDa。

【药理作用】

作用机制与阿替普酶类似。

【药物特点】

瑞替普酶是特异性纤溶酶原激活剂,因结构改变而对血栓纤维蛋白有更强的选择性,其血管再通率优于阿替普酶。且对全身性纤溶活性影响小,安全性高,出血风险较小。

瑞替普酶可以通过静脉推注直接给药,使用更加方便。

【药学监护】

使用瑞替普酶溶栓治疗期间,关注患者是否有出血表现。一旦发生局部无法加压止血的严重出血,必须立即停用,同时停用其他所有抗栓药物;如果出血发生在第 1 次静脉注射后,须停用第 2 剂。

使用瑞替普酶治疗期间,应监护患者是否出现胆固醇栓塞。可能的临床表现为:网状斑块、"紫色趾"综合征、高血压、急性肾功衰竭、坏疽性指(趾)、心肌梗死、胰腺炎、脑梗死、脊髓梗死、肾动脉栓塞、肠动脉栓塞和横纹肌溶解等。

替奈普酶

替奈普酶(重组人 TNK 组织型纤溶酶原激活物,recombinant human TNK tissue-type plasminogen activator,TNK-tPA)是 rt-PA 的多位点突变基因工程产物,分子量 59kDa。

【药理作用】

替奈普酶可通过其赖氨酸残基与纤维蛋白结合,激活与纤维蛋白结合的纤溶酶原转变为纤溶酶,起到溶解血栓的作用。

【药物特点】

替奈普酶半衰期更长,因此可单次静脉快速注射。

与瑞替普酶和阿替普酶相比,替奈普酶对纤维蛋白的特异性高达 14 倍,对纤溶酶原激活物抑制因子 -1 抑制的抵抗力高达 80 倍。

替奈普酶的非脑血管出血并发症发生率显著降低。

每天最大剂量不能超过 150mg,否则会增加颅内出血的危险性。

【药学监护】

药物治疗期间应关注出血不良反应,如胃肠道、泌尿生殖道、腹膜后或颅内的出血以及侵入性操作部位出现的浅层或表面出血。另外关注有无硬膜外血肿和筋膜下血肿。

药物治疗期间应监测心电图。治疗急性心肌梗死时,血管再通期间可出现再灌注心律失常,如加速性室性自主心律、心动过缓或室性期前收缩等。

患者的凝血酶原时间超过 15s 时,禁止替奈普酶和口服抗凝药同时使用。

第二、三代溶栓药物比较见表 2-14。

表 2-14　第二、三代溶栓药物比较

项目	阿替普酶	瑞替普酶	替奈普酶
作用机制	通过与纤维蛋白结合并将纤溶酶原激活,启动局部纤维蛋白溶解		
给药途径	i.v.	i.v.	i.v.
生物利用度 /%	100	100	100
分布容积	约血浆容量	未知	约血浆容量
代谢	主要经肝清除	未知	主要经肝清除
消除半衰期 /min	5	11~16	11~20
排泄	迅速从循环中清除	肾脏	未知
起效时间	立即	立即	立即
妊娠分级	C	C	C
哺乳	未知	未知	未知

续表

项目	阿替普酶	瑞替普酶	替奈普酶
监测	监测出血表现	监测出血表现	监测出血表现
主要不良反应	出血、过敏反应、心律失常、胆固醇栓塞、再灌注相关不良反应	出血、过敏、心律失常、胆固醇栓塞、再灌注相关不良反应	出血、心律失常、再灌注相关不良反应

(蒋陈晓)

第四节　抗栓药物疗效监测相关指标

凝血酶原时间

凝血酶原时间(PT)是指在抗凝血中加入过量的组织凝血活酶和钙离子,使凝血酶原转化为凝血酶,最终导致血浆凝固所需的时间。这是外源性凝血系统的一个较为敏感和最为常用的筛选试验,可以反映外源性凝血途径是否正常。PT值偏离正常对照3s以上为异常。

PT延长主要见于以下情况:

- 先天性凝血因子Ⅱ、Ⅴ、Ⅶ、Ⅹ减少及纤维蛋白原缺乏(低或无纤维蛋白血症)。
- 获得性凝血因子缺乏,如弥散性血管内凝血(disseminated intravascular coagulation,DIC)、原发性纤维蛋白溶解功能亢进、肝病的阻塞性黄疸和维生素K缺乏、血液循环中的抗凝物质(如口服抗凝剂、肝素)增多等。

PT缩短主要见于血液高凝状态:

- 先天性凝血因子Ⅴ增多。
- 弥散性血管内凝血(DIC)早期。
- 口服避孕药,多发性脊髓瘤,血栓栓塞性疾病,包括心肌梗死、脑血栓形成、深静脉血栓形成等。

国际标准化比值

国际标准化比值(INR)是根据 PT 比值和测定试剂的国际敏感度指数推算出来的。PT 比值的计算方法是将所测血浆的 PT 秒数除以同一种凝血活酶所测正常人血浆的 PT 秒数,参考范围为 0.82~1.15。国际敏感指数(international sensitivity index, ISI)是用多份不同凝血因子水平的血浆与国际参考制品作严格的校准,通过回归分析求取回归斜率而得到的,代表凝血活酶试剂对凝血因子缺乏的敏感性,ISI 值越低表示敏感性越高。

由于实验室、实验人员及每个凝血活酶试剂 ISI 值的不同,测出的 PT 值存在差异性,而标准化后的 INR 值可使测定的结果具有可比性,便于统一用药标准。

INR 值越高,血液凝固所需的时间越长,可以预防血栓形成。但是,如果 INR 值非常高,就会出现难以控制的出血风险。

凝血酶时间

凝血酶时间(TT)是指在血浆中加入标准化的凝血酶后,出现纤维蛋白的时间,反映在凝血酶的作用下纤维蛋白原转变为纤维蛋白的时间,因而可以作为纤溶系统的筛选试验。TT 值偏离正常对照 3s 以上为异常。

TT 值延长说明纤溶亢进,主要见于以下情况:

- 血浆纤维蛋白原降低或结构异常。
- 弥散性血管内凝血(DIC)。
- 血液中类肝素物质存在(如肝素治疗和肝脏疾病等)。

TT 缩短无临床意义。若延长的 TT 恢复至正常或明显缩短则表示受检血浆中有类肝素物质存在或肝素增多;若不缩短,则表示受检血浆中存在其他抗凝血酶类物质或缺乏纤维蛋白原。

活化部分凝血活酶时间

活化部分凝血活酶时间(aPTT)是指体外标准时间内以接触因子激活物(如白陶土、鞣酸等)激活凝血因子Ⅻ,以部分凝血活酶(脑磷脂)替代血小板第三因子,加入钙离子后观察血浆凝固所需的时间。aPTT 是最常用、较灵敏的内源性凝血因子的过筛试验,主要反映内源性凝血是否正常,也是监测肝素用量的首选指标。它的正常范围为 31~43s,标本凝血活酶时间较正常对照偏离 10s 以上为异常。

aPTT 延长见于以下情况:

- 凝血因子Ⅷ、Ⅸ、Ⅺ、Ⅹ、Ⅴ、Ⅱ水平降低和纤维蛋白原缺乏,如血友病 A、B 等。
- 纤维蛋白溶解活力增强,如继发性、原发性纤维蛋白溶解功能亢进等。
- 血液循环中有抗凝物质,如抗凝因子Ⅷ或因子Ⅸ抗体等。
- 系统性红斑狼疮及一些免疫性疾病。

aPTT 缩短见于以下情况:

- 高凝状态,如促凝物质进入血液及凝血因子的活性增高等。
- 血栓栓塞性疾病,如心肌梗死、不稳定型心绞痛、脑血管病变、糖尿病伴血管病变、肺栓塞、深静脉血栓形成。
- 妊娠高血压综合征和肾病综合征等。

一般情况下,使用肝素抗凝治疗时需要监测 aPTT,其目标值较正常对照组延长 1.5~2.5 倍可取得最佳抗凝效果,且出血风险小。

凝血时间

凝血时间(clotting time,CT)是指血液离开血管在体外发生凝固的时间,主要是测定内源性凝血途径中各种凝血因子是否缺乏,功能是否正常,或者是否有抗凝物质增多。使用不同的检测方法获得的参考值也不同：玻璃管法为 4~12min，塑料管法为 10~19min，硅管法为 15~32min。

CT 延长见于以下情况：

- 先天性凝血因子缺乏，如各型血友病。
- 获得性凝血因子缺乏，如重症肝病、维生素 K 缺乏等。
- 纤维蛋白溶解活力增强，如继发性、原发性纤维蛋白溶解功能亢进等。
- 血液循环中有抗凝物质，如有抗凝因子Ⅷ或因子Ⅸ抗体、DIC 早期肝素治疗时等。

CT 缩短见于以下情况：

- 高凝状态，如促凝物质进入血液及凝血因子的活性增高等。
- 血栓栓塞性疾病，如心肌梗死、不稳定型心绞痛、脑血管病变、糖尿病伴血管病变、肺栓塞、深静脉血栓形成。
- 妊娠高血压综合征和肾病综合征等。

激活全血凝固时间

激活全血凝固时间（ACT）是指血样暴露于能够激活内源性凝血途径的催化剂后，达到凝固状态所需要的时间。ACT 测定是目前国内外在临床体外循环手术时，监测血凝时间的一种客观、有效的方法，可用于心脏手术、心脏血管成形术、溶栓治疗、体外膜肺氧合（extracorporeal membrane oxygenation，ECMO）和血液透析。通过 ACT 值的测定，可以确定血液所需肝素抗凝及鱼精蛋白拮抗的剂量，是确保心脏等手术安全和成功的有效手段之一。ACT 值越长，凝血抑制程度越高。

任何影响凝血的因素都可能影响 ACT，尤其是肝素。其他的影响因素有血液稀释、体温过低、抑肽酶等。有许多自动化设备可用于 ACT 测定，但每台机器对抗凝血变量的反应都是独一无二的。因此，来自不同机器的结果是不可互换的。各机构应根据使用的设备和临床环境制定临床参数。

抗凝血酶Ⅲ活性

抗凝血酶Ⅲ(antithrombin-Ⅲ,AT-Ⅲ)是一种作用广泛的丝氨酸蛋白酶抑制剂,能抑制凝血系统的凝血酶。它是体内一种最重要的抗凝物质,占血浆中总抗凝血酶活性的50%~60%。血栓形成过程中,在肝素的催化下,AT-Ⅲ通过与凝血酶或凝血因子Ⅸa、Ⅹa、Ⅺa、Ⅻa,纤溶酶等丝氨酸蛋白酶以1:1的比例形成复合物,从而使这些酶失去活性,发挥抗凝作用。因此,AT-Ⅲ活性是衡量肝素是否有效的重要指标。AT-Ⅲ正常水平为180~300g/L,抗凝血酶活动度为80%~120%。当AT-Ⅲ<70%时,肝素抗凝效果减低;当AT-Ⅲ<50%时,肝素几乎失去抗凝效果。

AT-Ⅲ活性增高表明血液抗凝活性增强,主要见于口服抗凝药、急性出血期等。

AT-Ⅲ活性降低主要见于以下情况:

- 先天性AT-Ⅲ缺乏症。
- 血栓前状态和血栓栓塞性疾病,如DIC高凝期、心肌梗死、心绞痛、脑血管病变、妊娠症、深静脉血栓形成、肾病综合征等。
- 合成减少,如严重肝病等。

纤维蛋白原

纤维蛋白原(FG)是一种由肝脏合成的具有凝血功能的蛋白质,又称凝血因子Ⅰ。纤维蛋白原中的血纤肽A和B被凝血酶切除后生成的单体蛋白质即为纤维蛋白。血浆内正常含量2~4g/L。

FG升高见于糖尿病、急性心肌梗死、急性传染病、结缔组织病、急性肾炎、灼伤、多发性骨髓瘤、休克、大手术后、妊娠高血压综合征、急性感染、恶性肿瘤及血栓前状态。

FG减低见于DIC、原发性纤维蛋白溶解功能亢进、重型肝炎和肝硬化。

纤维蛋白降解产物

纤维蛋白降解产物(FDP)是纤溶亢进时纤维蛋白或纤维蛋白原,在纤溶酶的作用下分解产生的降解产物的总称,主要反映纤维蛋白溶解功能。FDP定性试验为阴性,定量试验正常范围1~5mg/L。

FDP增高表示纤溶活性增强,主要见于以下情况:

- 原发性纤维蛋白溶解功能亢进。
- 继发性纤维蛋白溶解功能亢进,如高凝状态、DIC、肾脏疾病、器官移植排斥反应、溶栓治疗等。
- 血栓栓塞性疾病,如肺栓塞、心肌梗死、闭塞性脑血管病、深静脉血栓形成。
- 白血病化疗诱导期后、出血性血小板增多症、尿毒症、肝脏疾病或各种肿瘤。

D-二聚体

D-二聚体是纤维蛋白单体经活化因子ⅩⅢ交联后,再经纤溶酶水解所产生的一种特异性降解产物,是一个特异性的纤溶过程标记物。只要机体血管内有活化的血栓形成及纤维溶解活动,D-二聚体就会升高。

D-二聚体升高见于继发性纤维蛋白溶解功能亢进,如高凝状态、DIC、肾脏疾病、器官移植排斥反应、溶栓治疗、心肌梗死、脑梗死、肺栓塞、静脉血栓形成、肿瘤、感染及组织坏死等。

D-二聚体检测最主要的临床价值是用于排除静脉血栓性疾病,如深静脉血栓形成(deep vein thrombosis,DVT)和肺栓塞(pulmonary embolism,PE)等。D-二聚体检测cut-off值为阴性(<0.5mg/L),即可排除DVT和PE,无须再做进一步的影像学检查;D-二聚体检测cut-off值为阳性($\geq$0.5mg/L),提示有发展为DVT、PE、DIC等的可能,需做进一步的检查。

D-二聚体也可作为血栓性疾病溶栓治疗的特异性监测指标。在溶栓治疗中,D-二聚体含量变化一般有以下特点:

- 溶栓后D-二聚体含量在短期内明显上升,而后逐渐下降,提示治疗有效。
- 溶栓后D-二聚体含量持续升高或下降缓慢,提示溶栓药物用量不足。
- 溶栓治疗应持续到D-二聚体含量下降至正常范围。

另外,溶栓治疗结束后,应定期观察一段时间内D-二聚体的变化,以防血栓复发。

参考文献

[1] ANDERSON H V, WILLERSON J T. Thrombolysis in acute myocardial infarction. The New England Journal of Medicine, 1993, 329(10): 703–709.

[2] MARDER V J, SHERRY S. Thrombolytic therapy: current status. The New England Journal of Medicine, 1988, 318(23): 1512–1520.

[3] KEYT B A, PAONI N F, REFINO C J, et al. A faster-acting and more potent form of tissue plasminogen activator. Proceedings of the National Academy of Sciences of the United States of America, 1994, 91(9): 3670–3674.

[4] CANNON C P, MCCABE C H, GIBSON C M, et al. TNK-tissue plasminogen activator in acute myocardial infarction: Results of the Thrombolysis in Myocardial Infarction (TIMI) 10A dose-ranging trial. Circulation, 1997, 95(2): 351–356.

[5] SWEETMAN S C. 马丁代尔药物大典. 李大魁,金有豫,汤光,译. 北京:化学工业出版社,2014.

[6] HIRSH J, DALEN J E, DEYKIN D, et al. Oral anticoagulants. mechanism of action, clinical effectiveness, and optimal therapeutic range. Chest, 1995, 108(4 Suppl): 231S–246S.

[7] PENNING-VAN B F J, VAN M E, ROSENDAAL F R, et al. Characteristics of anticoagulant therapy and comorbidity related to overanticoagulation.

Thrombosis and Haemostasis, 2001, 86(2): 569.

［8］ AGENO W, GALLUS A S, WITTKOWSKY A, et al. Oral anticoagulant therapy: Antithrombotic Therapy and Prevention of Thrombosis, 9th ed: American College of Chest Physicians Evidence-Based Clinical Practice Guidelines. Chest, 2012, 141(2 Suppl): e44S-e88S.

［9］ DAVID G. Progress in hemostasis and thrombosis. JAMA, 1983, 249(24): 3386-3387.

［10］ BENNETT C L, JEAN M, CONNORS, et al. Thrombotic thrombocytopenic purport associated with clopidogrel. The New England Journal of Medicine, 2000, 342: 1773-1777.

［11］ BENTLEY R, MEGANATHAN R. Biosynthesis of vitamin K (menaquinone) in bacteria. Microbiology Reviews, 1982, 46: 241-280.

［12］ BOERSMA E, HARRINGTON R A, MOLITERNO D J, et al. Platelet glycoprotein II b/ III a inhibitors in acute coronary syndromes: A meta-analysis of all major randomized clinical trials. Lancet, 2002, 359(9302): 189-198.

［13］ ANSELL J, HIRSH J, HYLEK E, et al. Pharmacology and management of the vitamin K antagonists: American College of Chest Physicians Evidence-Based Clinical Practice Guidelines (8th edition). Chest, 2008, 133: 160s-198s.

［14］ LIPPI G, FRANCHINI M, GUIDI G C. Diagnostic approach to inherited bleeding disorders. Clinical Chemistry and Laboratory Medicine, 2007, 45(1): 2-12.

［15］ BONAR R A, LIPPI G, FAVALORO E J. Overview of hemostasis and thrombosis and contribution of laboratory testing to diagnosis and management of hemostasis and thrombosis disorders. Methods in Molecular Biology, 2017, 1646: 3-27.

［16］ LIPPI G, FRANCHINI M, FAVALORO E J. Diagnostics of Inherited bleeding disorders of secondary hemostasis: an easy guide for routine clinical laboratories. Seminars in Thrombosis and Hemostasis, 2016, 42(5): 471-477.

［17］ FALTER F, RAZZAQ N, JOHN M, et al. Clinical evaluation of measuring the act during elective cardiac surgery with two different devices. Journal of Extra Corporeal Technology, 2018, 50: 38-43.

［18］ SEARLES B. Urban myths and the ACT: what is not true and what really matters when it comes to monitoring anticoagulation. Journal of Extra Corporeal Technology, 2006, 38(1): 56-58.

（张桂凡　徐　航）

第三章
血栓性疾病的血栓预防与治疗

第一节　心房颤动的抗栓治疗

心房颤动(以下简称房颤)是临床最常见的心律失常之一,在人群中的发病率约为 1%~2%。根据 2018 年阜外医院"十二五"课题组项目的研究结果,我国 ≥ 35 岁居民中,房颤的患病率为 0.71%。该研究估计,中国 ≥ 35 岁居民房颤患者约有 487 万,并且随着年龄增加,中国房颤患病率逐渐增加,在 ≥ 75 岁的老年人中,房颤患病率达 2.35%。此外,有 34% 的房颤患者并不知晓自己存在房颤。

房颤持续 48h 即可形成左心房附壁血栓,左心耳是最常见的血栓附着部位,附壁血栓脱落可导致动脉栓塞,其中 90% 是脑动脉栓塞如缺血性脑卒中,10% 是外周动脉栓塞或者肠系膜动脉栓塞等。在非瓣膜病房颤患者中,缺血性脑卒中的年发生率约 5%,是无房颤患者的 2~7 倍,而瓣膜病房颤脑卒中发生率是无房颤患者的 17 倍,并且随着年龄的增长,这种风险进一步增高。

目前已有研究表明,血栓栓塞事件风险高的房颤患者进行规范化抗凝治疗可以显著降低血栓栓塞事件的发生率。

非瓣膜病房颤患者血栓栓塞及出血风险评估

血栓栓塞危险评估
非瓣膜病房颤患者的血栓栓塞风险是连续并不断变化的,

对于此类患者应定期评估其血栓栓塞风险。CHA_2DS_2-VASc 评分(表 3-1)法对脑卒中低危患者具有较好的血栓栓塞预测价值,与较早的 $CHADS_2$ 评分相比,可更准确地预测栓塞事件。CHA_2DS_2-VASc 评分与年卒中率的关系见表 3-2。

表 3-1　卒中风险评估——CHA_2DS_2-VASc 评分

危险因素	评分 / 分
充血性心衰 / 左心室功能障碍	1
高血压	1
年龄 ≥ 75 岁	2
糖尿病	1
卒中 / 短暂性脑缺血发作 / 血栓史	2
血管疾病	1
年龄 65~74 岁	1
女性	1
最高积分	9

注:充血性心力衰竭,指存在心力衰竭的症状 / 体征或具有左室射血分数降低的客观证据;高血压,指至少两次静息血压 >140/90mmHg 或正在接受降压药物治疗;糖尿病,指空腹血糖 >125mg/dl(7mmol/L)或口服降糖药物和 / 或胰岛素治疗;血管疾病,指存在心肌梗死、外周动脉疾病,或主动脉斑块的病史。

表 3-2　CHA_2DS_2-VASc 评分与年卒中率

CHA_2DS_2-VASc 评分 / 分	矫正的年卒中率 /%
0	0
1	1.3
2	2.3
3	3.2
4	4.0
5	6.7
6	9.8
7	9.6

续表

CHA$_2$DS$_2$-VASc 评分 / 分	矫正的年卒中率 /%
8	6.7
9	15.2

抗凝出血危险评估

目前有多种评估方法应用于临床,其中 HAS-BLED 评分(表 3-3)系统被认为是最为简便可靠的方法。评分为 0~2 分者属于出血低风险患者,评分≥3 分时提示患者出血风险增高。

表 3-3　出血风险评估——HAS-BLED 评分

危险因素	评分 / 分
高血压	1
肝、肾功能不全	各 1
卒中	1
出血	1
异常 INR	1
年龄 >65 岁	1
药物或饮酒	各 1
总积分	9

注:高血压,指收缩压 >160mmHg;肾功能不全,指长期透析或肾移植或血清肌酐≥200μmol/L;肝功能不全,指慢性肝病(例如肝硬化)或具有肝功能明显受损的生化证据(胆红素高于正常上限的 2 倍,谷草转氨酶 / 谷丙转氨酶 / 碱性磷酸酶高于正常上限的 3 倍等);药物,指同时应用抗血小板药物、非甾体抗炎药物、皮质激素等增强华法林作用的药物。

需要指出的是,出血风险增高者发生血栓栓塞事件的风险往往也增高,这些患者接受抗凝治疗的净获益可能更大,因而不应将 HAS-BLED 评分增高视为抗凝治疗的禁忌证。若患者具备抗凝治疗适应证(CHA$_2$DS$_2$-VASc 评分≥2 分)同时 HAS-

BLED 评分提示出血风险高,需对其进行更为谨慎的获益风险评估,制订适宜的抗凝治疗方案。同时应该积极纠正增加出血风险的可逆性因素,如控制好患者的血压,延缓肝、肾功能不全的进展,教育患者戒烟限酒等。

非瓣膜病房颤患者预防卒中的抗栓策略

非瓣膜病房颤患者在接受抗凝治疗前,必须经过 CHA_2DS_2-VASc 评分及 HAS-BLED 评分以评估血栓和出血风险,根据结果权衡利弊,选择抗凝治疗方案。具体预防策略见表 3-4。

表 3-4　非瓣膜病房颤患者预防卒中策略

临床情况	预防策略
CHA_2DS_2-VASc 评分 1 分的男性患者	根据患者意愿,可以考虑使用口服抗凝药
CHA_2DS_2-VASc 评分 2 分的女性患者	根据患者意愿,可以考虑使用口服抗凝药
CHA_2DS_2-VASc 评分≥2 分的男性患者	推荐使用口服抗凝药
CHA_2DS_2-VASc 评分≥3 分的女性患者	推荐使用口服抗凝药
准备接受口服抗凝药治疗的患者	如无 NOACs 禁忌证,首选 NOACs,次选华法林
正在接受华法林治疗的患者	TTR 长度应当尽可能保持高水平并严密监测
正在接受华法林治疗的患者,若依从性良好但 TTR 长度不理想	推荐使用 NOACs
不存在其他卒中高危因素的男性或女性房颤患者	不推荐使用抗血小板或者抗凝药物
不管患者的卒中风险高低	不推荐单独使用抗血小板药物预防卒中

注:NOACs,non-vitamin K antagonist oral anticoagulants,非维生素 K 拮抗剂口服抗凝血药物,包括阿哌沙班、达比加群酯、依度沙班、利伐沙班;TTR,time in therapeutic range,治疗范围内的时间百分比。

瓣膜病房颤患者预防卒中的抗栓策略

瓣膜病房颤定义为风湿性二尖瓣狭窄、机械瓣或生物瓣置换术后或二尖瓣修复术后合并的房颤。其中二尖瓣狭窄患者房颤的患病率最高，约占 40%。其次为二尖瓣关闭不全、三尖瓣病变和主动脉瓣病变。在发展中国家，房颤合并瓣膜性心脏病仍较为常见。

瓣膜病房颤为栓塞的主要危险因素，具有明确抗凝适应证，无须再进行栓塞危险因素评分。根据现有的证据，华法林在瓣膜病房颤中已经成为标准治疗。其中对于房颤合并中重度二尖瓣狭窄或机械瓣膜置换的患者，只推荐使用华法林，INR 目标范围 2.0~3.0 或者更高，禁用非维生素 K 拮抗剂口服抗凝血药物（non-vitamin K antagonist oral anticoagulants，NOACs）。而对于自体主动脉瓣狭窄、关闭不全、三尖瓣关闭不全、二尖瓣关闭不全患者合并房颤则可以考虑使用 NOACs。瓣膜病房颤患者使用 NOACs 的适应证见表 3-5。

表 3-5　瓣膜病房颤患者预防卒中策略

临床情况	是否适用 NOACs
人工机械瓣膜	禁忌
中重度二尖瓣狭窄	禁忌
中重度其他自体瓣膜病变	是（NOACs 研究纳入了该类人群）
重度主动脉瓣狭窄	是（数据有限，绝大多数将行介入治疗）
生物瓣膜（术后前 3 个月除外）	不建议用于风湿性二尖瓣狭窄 是（可用于退行性二尖瓣反流或主动脉生物瓣膜置换）
二尖瓣修复（术后前 3 个月除外）	是（部分 NOACs 研究纳入了部分患者）

续表

临床情况	是否适用 NOACs
PTAV 和 TAVI	是（尚无前瞻性研究；也许需要与单联或双联抗血小板药物合用）
肥厚型心肌病	是（数据有限，但患者可能适用 NOACs）

注：中重度二尖瓣狭窄通常为风湿性心脏病起源；其他自体瓣膜病变通常包括轻至中度主动脉瓣狭窄或反流，退行性二尖瓣反流等；PTAV，percutaneous aortic valvuloplasty，经皮腔内主动脉瓣膜成形术；TAVI，transcatheter aortic valve implantation，经导管主动脉瓣置入术。

房颤患者合并 ACS 或择期 PCI 术后的抗栓策略

对于这一类患者抗栓治疗需要平衡出血风险、卒中风险以及急性冠状动脉综合征（acute coronary syndrome，ACS）的风险。研究显示，口服抗凝药联合抗血小板治疗的三联抗栓策略显著增加主要出血风险。目前房颤合并 ACS 或经皮冠脉介入术（percutaneous coronary intervention，PCI）术后患者的抗栓策略尚缺少确切的证据支持，最优的抗栓疗程也不确定，临床常用预防策略见表 3-6、图 3-1 及图 3-2。

表 3-6　房颤患者合并冠心病或 PCI 术后抗栓策略

临床情况	预防策略
房颤合并稳定型心绞痛，未接受支架植入术	推荐口服抗凝血药物单药治疗，不联合抗血小板药物
房颤合并稳定型心绞痛，接受择期支架植入术术后	可考虑包括阿司匹林、氯吡格雷和口服抗凝血药物在内的三联抗栓治疗 1 个月
房颤合并 ACS，接受支架植入术术后	可考虑包括阿司匹林、氯吡格雷和口服抗凝血药物在内的三联抗栓治疗 1~6 个月
房颤合并 ACS，未接受支架植入术	可考虑包括口服抗凝血药物，阿司匹林或氯吡格雷二选其一在内的双联抗栓治疗 12 个月

续表

临床情况	预防策略
接受口服抗凝血药物联合抗血小板治疗	使用 NOACs 比 VKA 的出血风险更低、更安全,若无禁忌证应作为首选
接受 VKA 联合抗血小板治疗	INR 范围为 2.0~2.5,TTR>65%~70% 需选择氯吡格雷,应避免使用普拉格雷和替格瑞洛,因为两者的出血风险较高
接受口服抗凝血药物和抗血小板药物治疗	均应考虑使用质子泵抑制剂保护胃黏膜

注:VKA,vitamin K antagonist,维生素 K 拮抗剂。

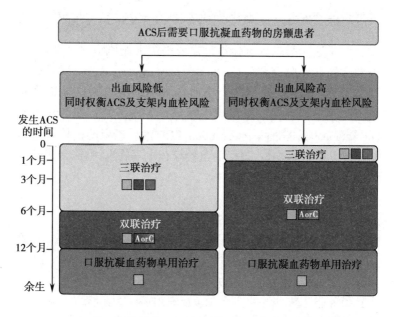

图 3-1 ACS 后需要口服抗凝血药物的房颤患者的治疗策略

注:A. 阿司匹林 75~100mg/d;C. 氯吡格雷 75mg/d;出血风险使用 HAS-BLED 评估,评分为 0~2 分者属于出血低风险患者,评分≥3 分时提示患者出血风险增高。

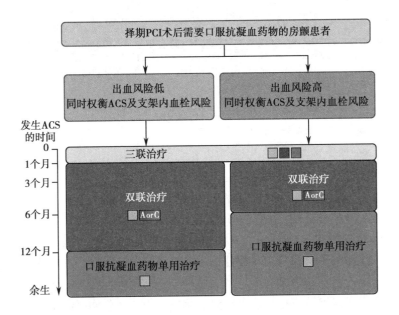

图3-2 择期 PCI 术后需要口服抗凝血药物的房颤患者的治疗策略

注:A.阿司匹林 75~100mg/d;C.氯吡格雷 75mg/d;出血风险使用 HAS-BLED 评估,评分为 0~2 分者属于出血低风险患者,评分≥3 分时提示患者出血风险增高。

案例

案例 1	
基本资料	女,45 岁,身高 170cm,体重 66kg
主诉	阵发性心慌 20 年,加重 5 个月
现病史	20 年前无明显诱因出现心慌,至当地医院就诊,行心电图检查诊断为房颤,给予去乙酰毛花苷丙,症状约持续半小时自行缓解,心电图提示转复为窦性心律。此后 20 年患者 1~2 年发作阵发性心慌一次。近 5 个月来患者感上述阵发性心慌症状发作频繁,现未行进一步诊治,患者至我院就诊
既往史	"阑尾炎切除" 6 年,既往无高血压病史、糖尿病病史

续表

案例1	
检查	肌酐86.5μmol/L,谷丙转氨酶23.6U/L,谷草转氨酶23.9U/L;心电图示:快速房颤
既往用药史	房颤发作时曾使用去乙酰毛花苷丙控制心室率
诊断	阵发性心房颤动

Question1 该患者是否需要接受抗凝治疗?

该患者为45岁中年女性,无高血压及糖尿病病史,亦无心力衰竭及卒中病史,根据本书"血栓性疾病抗栓防治策略检索图"中"普通时期→房颤→非瓣膜病房颤→卒中风险评估(表3-1)",该患者 CHA_2DS_2-VASc 评分为1分。而后根据本书"血栓性疾病抗栓防治策略检索图"中"普通时期→房颤→非瓣膜病房颤→卒中风险评估→是否接受抗栓治疗(是)→非瓣膜病房颤患者预防卒中策略(表3-4)", CHA_2DS_2-VASc 评分为1分(除外女性性别得分)者,根据获益与风险衡量,可考虑采用口服抗凝血药物。若评分为0分,不使用抗凝血及抗血小板药物。该患者评分为1分,除女性因素外,无其他卒中危险因素,因此无抗凝治疗指征。

Question2 该患者是否需要接受抗血小板治疗?

阿司匹林或氯吡格雷预防房颤患者卒中的有效性远不如华法林,并且阿司匹林联合氯吡格雷的双抗治疗在减少房颤患者卒中、非中枢性血栓栓塞、心肌梗死和心血管死亡复合终点中的有效性也不如华法林。此外,抗血小板治疗,尤其是双联抗血小板治疗可增加出血风险,与口服抗凝血药物有相似的出血风险。根据本书"血栓性疾病抗栓防治策略检索图"中"普通时期→房颤→非瓣膜病房颤→卒中风险评估→是否接受抗栓治疗(是)→非瓣膜病房颤患者预防卒中策略(表3-4)",对于不存在其他卒中高危因素的房颤患者,不推荐抗血小板治疗用于房颤患者血栓栓塞的预防。因此本案例房颤患者无须抗血小板治疗。

案例 2	
基本资料	女,80 岁,身高 153cm,体重 50kg
主诉	反复胸痛 2d
现病史	患者 2017 年 5 月晚间 10 点左右发作胸痛并伴有出汗,口服救心丸缓解不明显,遂至我院急诊就诊
既往史	高血压病史二十余年,血压最高 180/100mmHg;2 型糖尿病史十余年
检查	肌钙蛋白 T 0.102μg/L,肌酐 100μmol/L,谷草转氨酶 11.2U/L,谷丙转氨酶 15.3U/L;心电图示:前壁导联 T 波动态改变、房颤
既往用药史	琥珀酸美托洛尔缓释片 47.5mg p.o. q.d.,非洛地平缓释片 5mg p.o. q.d.,盐酸二甲双胍片 0.5g p.o. b.i.d.,阿卡波糖片 50mg p.o. t.i.d.,上述药物服用五余年
诊断	①急性非 ST 段抬高型心肌梗死;②心功能 Ⅰ 级(Killip 分级);③持续性房颤;④高血压病 3 级(很高危)
手术	入院第四天行"冠脉造影 + 支架植入"术,植入支架 2 枚

Question1 该患者是否需要接受抗凝治疗?

根据本书"血栓性疾病抗栓防治策略检索图"中"普通时期→房颤→非瓣膜病房颤→卒中风险评估(表 3-1)",该患者为 80 岁老年女性,有高血压及糖尿病病史,计算 CHA_2DS_2-VASc 评分为 5 分,脑卒中年发生率约 6.7%;同时根据本书"血栓性疾病抗栓防治策略检索图"中"普通时期→房颤→非瓣膜病房颤→出血风险评估(表 3-3)",计算患者 HAS-BLED 出血评分为 3 分,提示出血风险高。需要指出的是,出血风险增高者发生血栓栓塞事件的风险往往也增高,这些患者接受抗凝治疗的净获益可能更大,因而不应将 HAS-BLED 评分增高视为抗凝治疗的禁忌证。根据本书"血栓性疾病抗栓防治策略检索图"中"普通时期→房颤→非瓣膜病房颤→卒中风险评估→是否接受抗栓治疗(是)→非瓣膜病房颤患者预防卒中策略(表 3-4)",该患者有抗凝指征,因此需要使用口服抗凝血药物。

Question2 该患者房颤合并支架术后，应如何制订抗栓方案？

患者高龄，出血风险高，抗栓方案应相对保守。根据图 3-1，ACS 后需要口服抗凝血药物的房颤患者的治疗策略，可以考虑术后阿司匹林 100mg p.o. q.d. 联合氯吡格雷 75mg p.o. q.d. 联合口服抗凝药（华法林或 NOACs）三联抗栓 1 个月，之后氯吡格雷联合口服抗凝药治疗持续至 1 年，最后单用口服抗凝药长期抗凝治疗。根据本书"血栓性疾病抗栓防治策略检索图"中"普通时期→房颤→非瓣膜病房颤→卒中风险评估→是否接受抗栓治疗（是）→房颤患者合并冠心病或 PCI 术后抗栓策略（表 3-6）"，如使用华法林长期抗凝，INR 目标值可以考虑下调至 2.0~2.5。同时在抗栓治疗的前 6 个月应使用质子泵抑制剂如泮托拉唑、雷贝拉唑等，减少消化道出血的并发症发生。

Question3 是否还有其他抗栓方案可供选择和参考？

已经有证据支持 NOACs 联合一种抗血小板药物用于 PCI 术后房颤患者的长期抗凝治疗。2016 年美国心脏病协会年会上公布的 PIONEER AF-PCI 研究是第一个 NOACs 用于 PCI 术后合并非瓣膜病房颤患者的临床试验。该研究提示，对于支架术后合并房颤的患者，与华法林联合双联抗血小板方案相比，采用利伐沙班 15mg p.o. q.d. 联合阿司匹林或氯吡格雷能够显著降低有临床意义的出血，同时主要心血管不良事件发生率没有差异。之后在 2017 年欧洲心脏病学会年会上又发布了 RE-DUAL PCI 试验，研究结果表明达比加群酯 110mg p.o. b.i.d. 联合氯吡格雷或替格瑞洛的治疗方案，大出血和临床相关非大出血事件发生率显著低于包含华法林的三联治疗组；同时总血栓栓塞事件的发生率相似。

该患者血肌酐水平 100μmol/L，估算的肾小球滤过率（estimated glomerular filtration rate, eGFR）为 46.3ml/(min·1.73m^2)，

同时肝功能良好,无 NOACs 禁忌。如服用华法林期间 INR 波动较大或不能耐受定期采血,并且经济状况良好,可以考虑 NOACs 联合一种抗血小板药物的方案。具体方案可以为利伐沙班 15mg p.o. q.d. 联合阿司匹林 100mg p.o. q.d. 或氯吡格雷 75mg p.o. q.d 治疗持续 12 个月,或者使用达比加群酯 110mg p.o. b.d. 联合氯吡格雷 75mg p.o. q.d. 治疗 12 个月。两种治疗方案治疗 12 个月以后,评价血栓及出血风险后,再行调整。

参考文献

[1] 黄从新,张澍,黄德嘉,等. 心房颤动:目前的认识和治疗建议(2018). 中华心律失常学杂志,2018,32(4):315-368.

[2] 张澍,杨艳敏,黄从新,等. 中国心房颤动患者卒中预防规范(2017). 中华心律失常学杂志,2018,22(1):17-30.

[3] KIRCHHOF P, BENUSSI S, KOTECHA D, et al. 2016 ESC Guidelines for the management of atrial fibrillation developed in collaboration with EACTS. European Heart Journal, 2016, 74(12): 1359-1469.

[4] RUFF C T, GIUGLIANO R P, BRAUNWALD E, et al. Comparison of the efficacy and safety of new oral anticoagulants with warfarin in patients with atrial fibrillation: a meta-analysis of randomised trials. Lancet, 2014, 383(9921): 955-962.

[5] OLESEN J B, SORENSEN R, HANSEN M L, et al. Non-vitamin K antagonist oral anticoagulation agents in anticoagulant naive atrial fibrillation patients: Danish nationwide descriptive data 2011-2013. Europace, 2015, 17(2): 187-193.

[6] WALLENTIN L, YUSUF S, EZEKOWITZ M D, et al. Efficacy and safety of dabigatran compared with warfarin at different levels of international normalised ratio control for stroke prevention in atrial fibrillation: an analysis of the RE-LY trial. Lancet, 2010, 376(9745): 975-983.

[7] OLDGREN J, WALLENTIN L, ALEXANDER J H, et al. New oral anticoagulants in addition to single or dual antiplatelet therapy after an acute coronary syndrome: a systematic review and meta-analysis.

European Heart Journal, 2013, 34(22): 1670-1680.

[8] RUBBOLI A, FAXON D P, AIRAKSINEN K E, et al. The optimal management of patients on oral anticoagulation undergoing coronary artery stenting. The 10th Anniversary Overview. Thrombosis and Haemostasis, 2014, 112(6): 1080-1087.

[9] LIP G Y H, WINDECKER S, HUBER K, et al. Management of antithrombotic therapy in atrial fibrillation patients presenting with acute coronary syndrome and/or undergoing percutaneous coronary or valve interventions: a joint consensus document of the European Society of Cardiology Working Group on Thrombosis, European Heart Rhythm Association (EHRA), European Association of Percutaneous Cardiovascular Interventions (EAPCI) and European Association of Acute Cardiac Care (ACCA) endorsed by the Heart Rhythm Society (HRS) and Asia-Pacific Heart Rhythm Society (APHRS). European Heart Journal, 2014, 35(45): 3155-3179.

[10] LIP G Y H, COLLET J P, HAUDE M, et al. 2018 Joint European consensus document on the management of antithrombotic therapy in atrial fibrillation patients presenting with acute coronary syndrome and/or undergoing percutaneous cardiovascular interventions. Europace, 2019, 21(2): 192-193.

[11] GIBSON C M, MEHRAN R, BODE C, et al. Prevention of Bleeding in Patients with Atrial Fibrillation Undergoing PCI. New England Journal of Medicine, 2016, 375(25): 2423-2434.

[12] CANNON C P, BHATT D L, OLDGREN J, et al. Dual antithrombotic therapy with dabigatran after PCI in Atrial fibrillation. The New England Journal of Medicine, 2017, 377(16): 1513-1524.

（杨 贤）

第二节 缺血性脑卒中的溶栓与抗栓治疗

缺血性脑卒中是指突然发生的脑组织局部供血动脉血流灌注减少或血流完全中断,停止供血、供氧、供糖等,使该局部脑组织缺血性坏死或软化。其治疗关键在于尽早开通闭塞血管、恢复血流以挽救缺血半暗带组织。目前主要手段为静脉溶栓和动脉取栓。错过溶栓或取栓时间窗的患者,使用抗栓药物进行卒中的二级预防是必要的。非心源性卒中一般是由于动脉粥样硬化斑块导致的血栓形成,一般用抗血小板药物进行二级预防;心源性卒中一般是由于心源性栓子脱落导致的栓塞,一般使用抗凝药物进行二级预防。

急性缺血性脑卒中诊治流程

急诊接收的疑似缺血性脑卒中患者,若仍处于溶栓或取栓的时间窗,可按照图 3-3 流程进行溶栓或取栓的评估和处置。

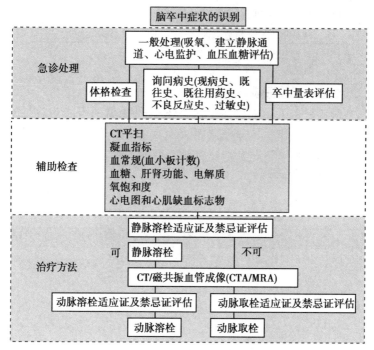

图 3-3　急性缺血性脑卒中诊治流程

73

急性缺血性脑卒中患者的溶栓治疗

溶栓策略

目前神经内科常用的溶栓药物包括阿替普酶(alteplase,rt-PA)和尿激酶(urokinase,UK)。阿替普酶是第二代溶栓药,安全性相对优于尿激酶,是静脉溶栓首选药物。急性缺血性脑卒中患者的静脉溶栓策略见表3-7。

表3-7 急性缺血性脑卒中患者的静脉溶栓策略

项目	rt-PA	UK
时间窗	3~4.5h	<6h
使用剂量	0.9mg/kg(最大90mg)	100万~150万IU
使用方法	10%在最初1min内静脉推注,剩余90%持续静滴1h	溶于100~200ml 0.9%氯化钠注射液,持续静滴30min

注:时间窗,距急性缺血性卒中发病时间。

rt-PA溶栓适应证与禁忌证

患者是否采用溶栓治疗,应充分评估患者的可能获益与风险,而获益和风险与溶栓操作距离起病的时间密切相关,应根据起病时间对患者进行适应证和禁忌证的判断。rt-PA溶栓适应证与禁忌证见表3-8。

表3-8 rt-PA溶栓适应证与禁忌证

时间窗<3h	
适应证	有缺血性脑卒中导致的神经功能缺损症状
	症状出现<3h
	年龄≥18岁
	患者或家属签署知情同意书
禁忌证	绝对禁忌
	近3个月有重大头颅外伤史或卒中史

续表

时间窗 <3h	
禁忌证	可疑蛛网膜下腔出血
	近 1 周内有在不易压迫止血部位的动脉穿刺
	既往有颅内出血
	颅内肿瘤,动静脉畸形,动脉瘤
	近期有颅内或椎管内手术
	血压升高:收缩压≥180mmHg 或舒张压≥100mmHg
	活动性内出血
	急性出血倾向,包括血小板计数低于 $100 \times 10^9/L$ 或其他情况
	48h 内接受过肝素治疗(aPTT 超出正常范围上限)
	已口服抗凝剂者 INR>1.7 或 PT>15s
	目前正在使用凝血酶抑制剂或 Xa 因子抑制剂,各种敏感的实验室检查异常(如 PT,aPTT,INR,血小板计数,ECT,dTT,TT 或恰当的抗 Xa 因子活性测定等)
	血糖 <2.7mmol/L
	CT 提示多脑叶梗死(低密度影 >1/3 大脑半球)
	相对禁忌(权衡风险与获益)
	轻型卒中或症状快速改善的卒中
	妊娠
	痫性发作后出现的神经功能损害症状
	近 2 周内有大型外科手术或严重外伤
	近 3 周内有胃肠或泌尿系统出血
	近 3 个月内有心肌梗死史

时间窗 3~4.5h	
适应证	缺血性卒中导致的神经功能缺损
	症状持续 3~4.5h
	年龄≥18 岁
	患者或家属签署知情同意书

禁忌证	绝对禁忌
	同时间窗 <3h 项下

续表

时间窗 3 ~ 4.5h	
禁忌证	相对禁忌(权衡风险与获益)
	年龄 >80 岁
	严重卒中(NIHSS 评分 >25 分)
	口服抗凝药(不考虑 INR 水平)
	有糖尿病和缺血性卒中病史

注:aPTT,activated partial thromboplastin time,活化部分凝血活酶时间;TT,thrombin time,凝血酶时间;INR,international normalized ratio,国际标准化比值;ECT,ecarin clotting time,蛇毒凝血酶时间;NIHSS,national institute of health stroke scale,美国国立卫生研究院卒中量表。

UK 溶栓适应证与禁忌证

尿激酶溶栓同样应评估患者的获益与风险,评估方式与阿替普酶类似。尿激酶的溶栓时间窗为 6h,即起病后 6h 内。UK 溶栓适应证与禁忌证见表 3-9。

表 3-9　UK 溶栓适应证与禁忌证

时间窗＜6h	
适应证	有缺血性脑卒中导致的神经功能缺损症状
	年龄 18~80 岁
	意识清楚或嗜睡
	脑 CT 无明显早期脑梗死低密度改变
	患者或家属签署知情同意书
禁忌证	同表 3-8

缺血性脑卒中患者的抗栓药物二级预防

治疗原则

未接受溶栓或取栓治疗的患者,应在入院后评估心脏功能及脑血管情况,以判断患者缺血性脑卒中的可能病因,并尽快启用二级预防。若患者存在房颤等心源性因素,考虑为心源性卒中,应启动抗凝治疗;若患者无心源性危险因素且存在头颈部动脉狭窄,考虑为非心源性卒中,应长期使用抗血小板药进行卒中的预防(表 3-10)。溶栓或取栓治疗后的患者,应在治疗后 24h 复查头颅 CT,若无出血,可启用二级预防。

表 3-10　缺血性脑卒中患者二级预防的抗栓药物治疗原则

非心源性卒中	心源性卒中
抗血小板药物(阿司匹林、氯吡格雷、西洛他唑等)	抗凝药物(华法林、达比加群酯、利伐沙班、阿哌沙班等)
可双药联用	一般单药治疗
长期服用	长期服用
发病 24h 内启动	发病 14d 内启动,出血风险高者延迟启动

非心源性卒中患者抗血小板策略

非心源性卒中二级预防药物一般为抗血小板药物,目前常用的包括阿司匹林、氯吡格雷和西洛他唑等,其中阿司匹林和氯吡格雷的临床证据较为充分,是各指南推荐的一线用药。患者通常可采用单药或双联抗血小板,应根据患者的血栓再发风险及出血风险综合评估并制订用药方案(表 3-11)。

表 3-11　非心源性卒中患者抗血小板策略

临床情况	抗栓策略
发病 24h 内,ABCD2 评分 ≥4 分的 TIA 或轻型缺血性脑卒中(NIHSS 评分≥3 分)	阿司匹林 100mg/d 联合氯吡格雷 75mg/d,服用 21d,后改为单药长期口服
发病 30d 内,症状性颅内动脉严重狭窄(70%~99%)	阿司匹林 100mg/d 联合氯吡格雷 75mg/d,口服 90d,后改为单药长期口服
接受溶栓治疗且溶栓后 24h 复查头颅 CT 未见出血	溶栓 24h 后启动抗血小板治疗

续表

临床情况	抗栓策略
接受溶栓治疗且溶栓后 24h 复查头颅 CT 示颅内出血或渗血	溶栓 10d 至数周后*,且出血有吸收时,可启动抗血小板治疗
其他情况	阿司匹林 100mg/d 或氯吡格雷 75mg/d 长期口服

注:TIA,transient ischemic attack,短暂性脑缺血发作;ABCD2 评分,TIA 早期卒中风险预测评估;* 不同指南对溶栓出血转化后重新启动抗栓治疗时间不统一,本书采用的是我国急性脑梗死指南的推荐意见。

心源性卒中患者抗凝策略

心源性卒中应根据患者合并的心脏疾病类型,选择适宜的抗凝药物及剂量。若选择华法林进行抗凝治疗,应根据 INR 调整华法林剂量(表 3-12)。

表 3-12　心源性卒中患者抗凝策略

临床情况	抗栓策略
合并房颤	华法林长期口服,INR 范围 2.0~3.0 或达比加群酯 110mg b.i.d. 或利伐沙班 20mg/d,并根据年龄、肌肝清除率等因素调整剂量
合并房颤且不能耐受抗凝药	阿司匹林 100mg/d 或阿司匹林 100mg/d,联合氯吡格雷 75mg/d
合并急性心肌梗死	华法林长期口服,INR 范围 2.0~3.0
合并风湿性二尖瓣病变	华法林长期口服,INR 范围 2.0~3.0 若 INR 达标后卒中复发,可加用阿司匹林 100mg/d
非风湿性心脏病或其他瓣膜病变	阿司匹林 100mg/d 或氯吡格雷 75mg/d
合并人工瓣膜置换	华法林长期口服,机械瓣 INR 范围 2.0~3.0,生物瓣 INR 范围 1.5~2.5

📖 案例

	案例 1
基本资料	男,59 岁,身高 174cm,体重 62kg
主诉	左侧肢体乏力 2h
现病史	患者入院前 2h 突发左侧肢体乏力,无头痛头晕、恶心呕吐
既往史	高血压和糖尿病病史 6 年,未规律服用降压药和降糖药,血压血糖控制状况不佳
检查	神志清,左上肢肌力 3 级,左下肢肌力 4 级,右侧肌力正常,无其他神经系统阳性体征;心电图示:窦性心律,律齐;头颅 CT 排除脑出血;血常规正常;凝血指标正常
既往用药史	未规律服用降压药和降糖药
诊断	缺血性脑卒中

Question1 患者是否可以采用溶栓治疗? 应选用何种溶栓药物? 剂量应为多少?

患者入院时起病 2h,且 CT 排除脑出血,血常规和凝血指标均正常。根据本书"血栓性疾病抗栓防治策略检索图"中"普通时期→缺血性脑卒中→是否在溶栓时间窗内(是)→ rt-PA 溶栓适应证与禁忌证→急性缺血性脑卒中患者的静脉溶栓策略(表 3-7)",患者可采用阿替普酶进行溶栓治疗。阿替普酶的常用剂量为 0.9mg/kg。根据患者体重,其剂量应为 56mg,其中 5.6mg 由静脉推注,剩余 50.4mg 在 1h 内输注完毕。

Question 2 患者应在何时开始使用抗血小板药?

患者入院后采用溶栓治疗,若在 24h 内未出现新的症状,可在溶栓后 24h 复查 CT。该患者既往无心脏病病史,且心电图未见异常,初步排除心源性卒中。根据本书"血栓性疾病抗栓防治策略检索图"中"普通时期→缺血性脑卒中→是否在溶栓时间窗内(是)→ rt-PA 溶栓适应证与禁忌证→急性缺血性脑卒中患者的静脉溶栓策略→缺血性脑卒中患者二级预防的抗栓药物治疗原则(表3-10)及非心源性卒中患者抗血小板策略(表3-11)",若CT排除脑出血,可开始使用抗血小板药进行二级预防;若CT显示存在脑出血或轻微渗血,应在出血稳定并吸收后开始启用抗血小板药,一般出血转化发生10d至数周以上。

案例2	
基本资料	男,65岁,身高169cm,体重74kg
主诉	意识障碍,左侧偏瘫1d
现病史	患者入院前1d,中午吃饭时突然摔倒在地,呼之不应,送至外院进行抗血小板等治疗后有好转,意识转为嗜睡,左侧肢体肌力为0级
既往史	既往有高血压病史5年,未规律服用降压药
检查	神志嗜睡,左侧鼻唇沟浅,四肢肌张力正常,左侧上下肢肌力均为0级,右侧肌力正常,无其他神经系统阳性体征;头颅MRI示:右侧额颞顶叶脑梗死,无出血;血常规与凝血功能正常;心电图示:房颤节律
既往用药史	未规律服用降压药,否认既往用药史
诊断	①脑栓塞;②房颤;③高血压

Question1 患者是否可以采用溶栓治疗?

患者在外院未进行溶栓治疗,至我院时距发病已有1d,已错过溶栓与取栓时间窗(<6h),不应进行溶栓或取栓治疗,而应根据本书"血栓性疾病抗栓防治策略检索图"中"普通时期→缺血性脑卒中 ,是否在溶栓时间窗内(否)→缺血性脑卒中患者二级预防的抗栓药物治疗原则(表3-10)",该患者可进行卒中的二级预防。

Question2 患者应如何进行二级预防?

患者为缺血性脑卒中合并房颤,诊断为脑栓塞,属于心源性卒中。根据本书"血栓性疾病抗栓防治策略检索图"中"普通时期→缺血性脑卒中→是否在溶栓时间窗内(否)→缺血性脑卒中患者二级预防的抗栓药物治疗原则(表3-10)",应采用抗凝药物进行二级预防,启动时间应为起病14d内。患者为额颞顶叶大面积脑梗死,出血风险较大,抗凝启动时间应适当延后,7~14d相对安全。根据本书"血栓性疾病抗栓防治策略检索图"中"普通时期→缺血性脑卒中→是否在溶栓时间窗内(否)→缺血性脑卒中患者二级预防的抗栓药物治疗原则→心源性卒中患者抗凝策略(表3-12)",可采用华法林、达比加群酯或利伐沙班进行卒中的二级预防,若患者无法耐受抗凝药,可使用阿司匹林或氯吡格雷进行预防。

参考文献

[1] KERNAN W N, OVBIAGELE B, BLACK H R, et al. Guidelines for the prevention of stroke in patients with stroke and transient ischemic attack. Stroke, 2014, 45(7): 2160-2236.

[2] 中华医学会神经病学分会,中华医学会神经病学分会脑血管病学组.中国缺血性脑卒中和短暂性脑缺血发作二级预防指南2014.中华神经科杂志,2015,48(4):258-273.

[3] 中华医学会神经病学分会,中华医学会神经病学分会脑血管病学组.中国急性缺血性脑卒中诊治指南2018.中华神经科杂志,2018,51(9):666-682.

[4] 国家卫生计生委脑卒中防治工程委员会,中华医学会神经外科学分会神经介入学组,中华药学会放射学分会介入学组,等.急性大血管闭塞性缺血性卒中血管内治疗中国专家共识.中华神经外科杂志,2017,33(9):869-877.

(邵腾飞)

第三节 瓣膜性心脏病的抗栓预防和治疗

心脏瓣膜犹如心脏里的阀门,保证血流的单向性,其病变会造成血流方向、速度的改变,而增加血栓风险。

风湿性二尖瓣瓣膜病患者的抗栓策略

每一位风湿性二尖瓣瓣膜病患者发生有症状栓塞的可能性至少为 20%,发生房颤后栓塞的发生率明显增加。与窦性心律的患者相比,合并房颤的风湿性二尖瓣瓣膜病患者栓塞的危险性增加 7 倍。已经有过一次栓塞的瓣膜病患者,30%~65% 会再发栓塞,其中 60%~65% 发生于首次栓塞后的 1 年之内,而且绝大多数发生在 6 个月以内。

抗栓策略

风湿性二尖瓣瓣膜病患者的抗栓策略见表 3-13。

表 3-13　风湿性二尖瓣瓣膜病患者的抗栓策略

临床情况	抗栓策略
风湿性二尖瓣瓣膜病,若合并下列 1 个或多个并发症: 　房颤 　既往体循环栓塞病史 　左心房血栓	VKA 长期口服,INR 范围 2.0~3.0
正接受口服 VKA 治疗且 INR 达到治疗目标同时发生体循环栓塞	在 VKA 的基础上加用阿司匹林 75~100mg 长期口服
对于正常窦性心律的风湿性二尖瓣瓣膜病患者: 如果左心房直径 >5.5cm 左心房直径 <5.5cm	 VKA 长期口服,INR 范围 2.0~3.0 不推荐抗凝治疗

注:VKA,vitamin K antagonist, 维生素 K 拮抗剂;INR,international normalized ratio,国际标准化比值。

经皮二尖瓣球囊成形术(percutaneous balloon mitral valvuloplasty, PBMV)与血栓栓塞风险间的关系不明确。因此,PBMV术前如果应该接受长期抗凝治疗,术后也应该继续长期抗凝治疗。由于导管操作中血栓可能移动,左心房有栓子是PBMV的禁忌证。建议在手术前进行一系列经食管心脏超声图(transesophageal echocardiography,TEE)检查以排除左心房血栓。如果TEE显示存在左心房血栓,建议推迟PBMV治疗,给予VKA抗凝治疗,INR靶目标为3.0,范围2.5~3.5,直至TEE证实血栓溶解。如果VKA治疗后血栓没有溶解,建议继续推迟或放弃PBMV治疗。

二尖瓣脱垂患者的抗栓策略

二尖瓣脱垂是成年人最常见的瓣膜病。由于通常无症状,此病很容易被忽略,但是极易发生严重并发症。

抗栓策略

二尖瓣脱垂患者的抗栓策略见表3-14。

表3-14　二尖瓣脱垂患者的抗栓策略

临床情况	抗栓策略
无体循环栓塞,不伴有房颤	不推荐抗凝治疗
存在不明原因的TIA或缺血性脑卒中	阿司匹林50~100mg/d长期口服
房颤、存在栓塞病史或已接受阿司匹林治疗而再发TIA	VKA长期口服,INR范围2.0~3.0

注:TIA,transient ischemic attack,短暂性脑缺血发作。

二尖瓣钙化患者的抗栓策略

1962年Korn首次明确描述了二尖瓣钙化的一些特征,包括存在女性高发倾向,可能伴有二尖瓣狭窄和关闭不全、主动脉钙化狭窄、传导异常、心律失常、栓塞现象和心内膜炎等。此病栓塞的发生率不清,栓塞事件可伴或不伴房颤。

抗栓策略

二尖瓣钙化患者的抗栓策略见表 3-15。

表 3-15　二尖瓣钙化患者的抗栓策略

临床情况	抗栓策略
并发体循环栓塞、缺血性卒中或 TIA,没有房颤的二尖瓣钙化	阿司匹林 75~100mg/d 长期口服
已接受阿司匹林治疗,上述事件仍然反复发作	停用阿司匹林,换用 VKA 长期口服,INR 范围 2.0~3.0
伴有房颤的二尖瓣钙化	VKA 口服长期服用,INR 范围 2.0~3.0

卵圆孔未闭和心房中隔动脉瘤患者的抗栓策略

抗栓策略

卵圆孔未闭和心房中隔动脉瘤患者的抗栓策略见表 3-16。

表 3-16　卵圆孔未闭和心房中隔动脉瘤患者的抗栓策略

临床情况	抗栓策略
无症状的卵圆孔未闭或心房中隔动脉瘤	无须抗凝
伴有卒中或 TIA 的卵圆孔未闭或心房中隔动脉瘤	阿司匹林 50~100mg/d 长期口服
已接受抗凝治疗,上述事件仍然反复发作	VKA 长期口服,INR 范围 2.0~3.0
伴有卒中或 TIA 的卵圆孔未闭,并发生 DVT	VKA 口服 3 个月,INR 范围 2.0~3.0
不能接受 VKA 治疗或阿司匹林治疗的患者	考虑室间隔封堵术

注:DVT,deep vein thrombosis,深静脉血栓形成。

心内膜炎患者的抗栓策略

抗栓策略

心内膜炎患者的抗栓策略见表 3-17。

表 3-17 心内膜炎患者的抗栓策略

临床情况	抗栓策略
自体瓣膜性感染性心内膜炎	不推荐常规抗凝治疗和抗血小板治疗,除非有另外的情况存在
服用 VKA 同时发展为感染性心内膜炎的人工瓣膜	有最初感染迹象时即停用 VKA,直到不需要介入性操作且患者情况稳定、无中枢神经系统并发症时,建议重新启动 VKA 治疗
具有血栓性心内膜炎和全身性栓塞或肺栓塞的患者	静脉注射足量 UFH 或皮下注射 LMWH
播散性恶性肿瘤或衰弱伴有无菌性赘生物	使用全剂量 UFH

注:UFH,unfractionated heparin,普通肝素;LWMH,low molecular weight heparin,低分子肝素。

人工机械心脏瓣膜患者的抗栓策略

所有类型的机械性瓣膜都需要预防性抗凝治疗,推荐进行长期 VKA 治疗。抗凝治疗可使栓塞事件的发生率显著下降。术后早期可酌情联合应用 VKA 与 UFH 或 LWMH,直到 INR 达到治疗水平并连续稳定 2d。

抗栓策略

人工机械心脏瓣膜患者的抗栓策略见表 3-18。

表 3-18　人工机械心脏瓣膜患者的抗栓策略

临床情况	抗栓策略
主动脉瓣机械瓣置换术	VKA 长期口服,INR 范围 1.8~2.2
二尖瓣机械瓣置换术	VKA 长期口服,INR 范围 2.0~3.0
心脏机械瓣膜置换,若存在以下的血栓栓塞危险因素: 　房颤 　广泛前壁 ST 段抬高型心肌梗死 　左心房增大 　高凝状态 　射血分数低	VKA 长期口服,INR 范围 2.0~3.0
合并动脉粥样硬化疾病病史的心脏机械瓣膜置换,若没有高危出血因素,如胃肠道出血史或年龄 >80 岁等	VKA 长期口服,INR 范围 2.0~3.0,联合阿司匹林 50~100mg/d 长期口服
尽管 INR 达标仍发生体循环栓塞的心脏机械瓣膜置换	VKA 长期口服,联合阿司匹林 50~100mg/d 长期口服,同时上调 VKA 剂量以达到更高的目标 INR

由于各种原因造成必须停用 VKA 的患者,可使用 LMWH 皮下注射 1mg/kg 替代 VKA 进行抗凝治疗;对于无法耐受抗凝治疗的患者,可长期口服阿司匹林 75~325mg/d。

人工生物心脏瓣膜置换患者的抗栓策略

生物心脏瓣膜包括猪主动脉瓣和牛心包瓣,其血栓风险较机械瓣低。

抗栓策略

手术后前 3 个月的抗栓治疗:在未接受抗栓治疗的患者中,置换生物瓣膜的前 3 个月内血栓栓塞的发生率较高,尤其是置换生物性二尖瓣的患者。射血分数降低或左心房扩大可能是植入生物瓣膜患者迟发性血栓栓塞的危险因素。永久起搏器也可增加生物瓣膜患者血栓栓塞的危险。人工生物心脏瓣膜置换患者前 3 个月及 3 个月后的抗栓策略见表 3-19 与表 3-20。

表 3-19　人工生物心脏瓣膜置换患者前 3 个月的抗栓策略

临床情况	抗栓策略
二尖瓣生物瓣膜置换	VKA 口服,INR 范围 1.8~2.2
经导管主动脉瓣生物瓣膜置换	阿司匹林 75~100mg/d 联合氯吡格雷 75mg/d 口服

表 3-20　人工生物心脏瓣膜置换患者 3 个月后的抗栓策略

临床情况	抗栓策略
窦性心律且没有其他 VKA 抗栓指征,如合并体循环栓塞病史、心房附壁血栓等等	阿司匹林 50~100mg/d 长期口服
合并体循环栓塞病史	进行临床评价,酌情继续前 3 个月的 VKA 抗栓策略(表 3-19)
外科手术时存在左心房栓子证据	VKA 长期口服,INR 范围 2.0~3.0,直到证实血栓溶解
存在其他血栓栓塞危险因素:房颤、高凝状态、射血分数 <50% 等	VKA 长期口服,INR 范围 2.0~3.0

对于经导管主动脉瓣生物瓣膜置换的患者一般使用阿司匹林 75~100mg/d 联合氯吡格雷 75mg/d 口服的治疗方案可延长至术后 6 个月,而后更改为阿司匹林 75~100m/d 长期口服。

人工生物心脏瓣膜修复患者的抗栓策略

抗栓策略
对于瓣膜修复的患者,不推荐进行抗凝抗栓治疗。

人工瓣膜血栓形成患者的抗栓策略

人工瓣膜血栓形成(prosthetic valve thrombosis,PVT)是一种少见但具有潜在致命风险的并发症。怀疑瓣膜阻塞的患者应立即行超声心动图检查以查明原因。瓣膜阻塞的原因包括血管翳生长、瓣膜血栓形成,或两者同时存在。经胸超声心动图如不能充分看清楚,应进行 TEE 检查。胸部 X 线检查作为补充,可以发现机械瓣患者多普勒超声心动图未见的信息。

抗栓策略

人工瓣膜血栓形成患者抗栓策略见表 3-21。

表 3-21　人工瓣膜血栓形成患者抗栓策略

临床情况	抗栓策略
血栓面积较小($<0.8cm^2$)且非阻塞性左心血栓	UFH 静脉注射至 aPTT 范围为正常值的 1.5~2.5 倍
血栓面积较大($\geqslant0.8cm^2$)阻塞性左心血栓	溶栓或外科手术治疗
右心 PVT,如血栓面积较大($\geqslant0.8cm^2$)或心功能Ⅲ~Ⅳ级	给予溶栓治疗(具体方案详见本章第二节)
左心 PVT	
血栓面积小($<0.8cm^2$)	溶栓治疗(具体方案详见本章第二节);或 UFH 静脉注射 aPTT 范围为正常值的 1.5~2.5 倍,连续行超声心动图检查直至血栓溶解
血栓面积大($\geqslant0.8cm^2$)	急诊手术治疗,若不能行手术或考虑高风险,建议行溶栓治疗(具体方案详见本章第二节)
PVT 成功溶解后	UFH 静脉注射至 aPTT 范围为正常值的 1.5~2.5 倍,联合 VKA 长期口服
主动脉机械瓣置换	VKA 长期口服,INR 范围 2.0~3.0,联合阿司匹林 50~100mg 长期口服

续表

临床情况	抗栓策略
二尖瓣机械瓣置换	VKA 长期口服,INR 范围 2.5~3.5,联合阿司匹林 50~100mg 长期口服

📖 案例

案例 1	
基本资料	女,37 岁,身高 160cm,体重 50kg
主诉	体检发现心脏杂音 1 年
现病史	患者 1 年前在当地医院体检,被发现有心脏杂音,无胸闷不适
既往史	否认既往病史
检查	心脏彩超示:主动脉瓣重度狭窄
既往用药史	否认既往用药史
诊断	主动脉瓣重度狭窄
手术名称	体外循环下"WHEAT'S(机械瓣)+次全弓置换"术
治疗过程	术后第 1d 开始服用华法林钠片 3mg q.d.,第 4d 复查 INR 1.35,调整华法林钠片的剂量至 3.75mg q.d.,继续监测凝血功能,第 6d 复查 INR 1.44

Question1 患者术后服用华法林钠片进行抗凝治疗,药物选择是否恰当? 抗凝强度合适的范围应为多少?

患者行"WHEAT'S(机械瓣)+次全弓置换"术,涉及主动脉瓣膜机械瓣膜置换,根据本书"血栓性疾病抗栓防治策略检索图"中"普通时期→瓣膜性心脏病→是否有血栓(否)→接受心脏手术治疗患者→人工机械心脏瓣膜患者抗栓策略(表 3–18)",对于行主动脉瓣人工机械瓣膜置换的患者,须使用 VKA 长期口服治疗,INR 的靶目标为 2.0,范围 1.8~2.2。因此该患者使用华法林钠片进行抗凝治疗,药物选择恰当,INR 范围 1.8~2.2。

Question2 患者术后 3 个月复查,常规心电图显示房颤,如何调整抗凝治疗方案?

患者行"WHEAT'S(机械瓣)+ 次全弓置换"术,术后长期服用华法林钠片进行抗凝治疗,复查时发现存在房颤,根据本书"血栓性疾病抗栓防治策略检索图"中"普通时期→瓣膜性心脏病→是否有血栓(否)→接受心脏手术治疗患者→人工机械心脏瓣膜患者抗栓策略(表 3-18)",心脏机械瓣膜置换术后合并房颤的患者,须使用 VKA 长期口服治疗,INR 范围 2.0~3.0。因此对于该患者,应继续服用华法林钠片,但须提高其抗凝强度,INR 范围升高至 2.0~3.0。

案例 2	
基本资料	男,78 岁,身高 170cm,体重 55kg
主诉	体检发现心脏杂音 20 年
现病史	患者 20 年前发现有心脏杂音,偶有胸闷不适
既往史	否认既往病史
检查	心脏彩超示:主动脉瓣重度狭窄
既往用药史	否认既往用药史
诊断	主动脉瓣重度狭窄
手术名称	行"经导管主动脉瓣生物瓣膜置换"术

Question1 患者术后前 3 个月是否有抗栓治疗的指征?如果有,应如何进行抗栓治疗?

患者行"经导管主动脉瓣生物瓣膜置换"术,根据本书"血栓性疾病抗栓防治策略检索图"中"普通时期→瓣膜性心脏病→是否有血栓(否)→接受心脏手术治疗患者→人工生物心脏瓣膜置换患者前 3 个月的抗栓策略(表 3-19)",对于行经导管主动脉瓣生物瓣膜置换的患者,术后前 3 个月应服用阿司匹林 75~100mg/d 联合氯吡格雷 75mg/d 口服治疗。因此该患者有抗栓治疗的指征,抗栓治疗的方案为阿司匹林 75~100mg/d 联合氯吡格雷 75mg/d 口服治疗。

Question2 患者手术 3 个月后, 无异常情况出现, 抗栓治疗方案应作何调整?

患者行"经导管主动脉瓣生物瓣膜置换"术,根据本书"血栓性疾病抗栓防治策略检索图"中"普通时期→瓣膜性心脏病→是否有血栓(否)→接受心脏手术治疗患者→人工生物心脏瓣膜置换患者 3 个月后的抗栓策略(表 3-20)",对于窦性心律且没有其他 VKA 抗栓治疗指征的患者,应使用阿司匹林 50~100mg/d 长期口服。该患者手术 3 个月后,未出现异常情况,因此应停用氯吡格雷,单用阿司匹林 50~100mg/d 长期口服治疗。

参考文献

[1] SALEM D N, O'GARA P T, MADIAS C, et al. Valvular and structural heart disease: american college of chest physicians evidence-based clinical practice guidelines (8th ed). Chest, 2008, 133(6): 593S-629S.

[2] AVIERINOS J, BROWN R D, FOLEY D A, et al. Cerebral ischemic events after diagnosis of mitral valve prolapse: a community-based study of incidence and predictive factors. Stroke, 2003, 34(6): 1339-1344.

[3] KRONZON I, TUNICK P A. Aortic Atherosclerotic disease and stroke. Circulation, 2006, 114(1): 63-75.

[4] NISHIMURA R A, OTTO C M, BONOW R O, et al. 2014 AHA/ACC guideline for the management of patients with valvular heart disease: executive summary a report of the american college of cardiology/american heart association task force on practice guidelines. Circulation, 2014, 129(23): 2440-2492.

[5] DOUKETIS J D, SPTROPOULOUS A C, SPENCER F A, et al. Perioperative management of antithrombotic therapy: antithrombotic therapy and prevention of thrombosis, 9th ed: american college of chest physicians evidence-based clinical practice guidelines. Chest, 2012, 141(2): e326S-e350S.

[6] KOVACS M J, KEARON C, RODGER M A, et al. Single-arm study
　　　of bridging therapy with low-molecular-weight heparin for patients at
　　　risk of arterial embolism who require temporary interruption of warfarin.
　　　Circulation, 2004, 110(12): 1658-1663.

（徐　航）

第四节　周围动脉疾病的抗栓预防和治疗

　　周围动脉疾病（peripheral arterial disease, PAD）是指除脑血管和冠状动脉外的周围血管上发生狭窄和闭塞的动脉粥样硬化性疾病。在世界范围内,外周动脉疾病的患病率在 10% 左右,其中,在 70 岁以上人群中的患病率高达 15%~20%。重症下肢缺血是外周动脉疾病最严重的临床表现。如果不进行积极治疗,重症下肢缺血不仅会导致截肢,还会致人死亡。

无症状 PAD 患者心血管事件的一级预防

　　虽然绝大多数 70 岁左右老年人的血管已发生了病变,但在出现临床症状之前如跛行、心梗、冠状动脉疾病、脑卒中等,仍推荐其进行疾病一级预防。

　　抗栓策略

　　对于无症状的 PAD,推荐长期口服阿司匹林 75~100mg/d。

有症状 PAD 患者心血管事件的二级预防

　　抗栓策略

　　对于有症状的 PAD 患者,推荐长期口服阿司匹林 75~100mg/d 或氯吡格雷 75mg/d,不推荐采用阿司匹林联合氯吡格雷双联抗血小板预防,不推荐阿司匹林或氯吡格雷联合中等强度华法林进行预防。

跛行患者的抗栓策略

目前绝大多数研究均以步行距离和方便程度来代替最终的生活质量评估。间歇性跛行患者常伴有下肢不适及步行困难,这将限制其自由活动,影响生活质量。通常而言,戒烟和加强锻炼是治疗的有效策略。

抗栓策略

对于间歇性跛行且戒烟和锻炼效果不佳的患者,应长期口服西洛他唑联合阿司匹林75~100mg/d或氯吡格雷75mg/d治疗,不推荐肝素类似物、己酮可可碱、类前列腺素治疗。

严重肢体缺血患者的抗栓策略

对于严重肢体缺血的患者,因下肢静息血流不足而导致其出现静息痛、下肢溃烂甚至最终有可能要截肢。这类患者应当及时进行血管重建治疗,治疗的远期终点包括减轻疼痛、提高生活质量及保住下肢。

抗栓策略

对于有症状的PAD且严重肢体缺血,同时无法进行血管重建治疗的患者,推荐采用口服类前列腺素联合阿司匹林75~100mg/d或氯吡格雷75mg/d治疗。

急性肢体缺血患者的抗栓策略

急性肢体缺血可导致下肢供血突然中断,最常见的原因为栓塞及血栓形成。几乎80%的外周栓塞起源于心脏;其余的血栓来自于主动脉或外周血管或静脉。动脉血栓往往来自于晚期的动脉粥样硬化。

抗栓策略

由于动静脉血栓导致的急性肢体缺血,推荐使用肝素进行急性系统性溶栓治疗或使用手术或动脉血管内溶栓进行再灌注治疗;手术比动脉血管内溶栓治疗效果更佳;对动脉血管内溶栓,推荐使用阿替普酶(alteplase,rt-PA)或尿激酶(urokinase,UK)。

有症状 PAD 患者进行 PTA 术后的抗栓策略

抗栓策略

有症状 PAD 患者进行经皮腔内血管成形术(percutaneous transluminal angioplasty,PTA)术后的抗栓策略见表 3-22。

表 3-22　有症状 PAD 患者进行 PTA 术后的抗栓策略

临床情况	抗栓策略选择
进行外周动脉 PTA 且无论放支架与否	阿司匹林 75~100mg/d 或氯吡格雷 75mg/d 长期口服

阿司匹林联合氯吡格雷可降低有症状的下肢动脉粥样硬化患者心血管事件的发生率,是否采用双联抗血小板取决于心血管事件风险,同时应警惕出血风险,还需考虑患者意愿。

外周动脉搭桥患者术后的抗栓策略

抗栓策略

除了搭桥术后是否选择采用双联抗血小板治疗外,外周动脉搭桥患者术后的抗栓策略(表 3-23)与其他类型有症状的 PAD 抗栓治疗并无不同。

表 3-23　外周动脉搭桥患者术后的抗栓策略

临床情况	抗栓策略选择
外周动脉搭桥术后	阿司匹林 75~100mg/d 或氯吡格雷 75mg/d 长期口服
膝盖以下人工血管置换术后	阿司匹林 75~100mg/d 联合氯吡格雷 75mg/d 长期口服
其余搭桥术患者	阿司匹林 75~100mg/d 或氯吡格雷 75mg/d 长期口服

颈动脉狭窄患者的抗栓策略

颈动脉狭窄可存在于有症状以及无症状的冠状动脉疾病或 PAD 患者身上。流行病学调查显示,对于 <50 岁的男性而言,发病率为 0.2%;对于 >80 岁的男性而言,发病率为 7.5%。

抗栓策略

颈动脉狭窄患者的抗栓策略见表 3-24。

表 3-24　颈动脉狭窄患者的抗栓策略

临床情况	抗栓策略选择
无症状的颈动脉狭窄	阿司匹林 75~100mg/d 长期口服
有症状的颈动脉狭窄	氯吡格雷 75mg/d 或阿司匹林 75~100mg/d 长期口服
颈动脉支架植入术后	术后前一个月口服阿司匹林 100mg/d 联合氯吡格雷 75mg/d;一个月后单用阿司匹林 75~100mg/d,若阿司匹林不耐受可换成氯吡格雷 75mg/d 长期口服

📖 案例

案例 1	
基本资料	男,72 岁,身高 174cm,体重 63kg
主诉	头晕加重 2 月
现病史	患者 2 年前体检发现右侧颈内动脉狭窄,头晕加重 2 个月
既往史	10 年前右侧腔隙性脑梗发作一次,当地医院保守治疗;4 年前再次右侧腔隙性脑梗发作,经治疗后左上肢肌力减退;有高血压病史 5 年,血压控制不佳

续表

案例1	
检查	神志清,双侧肱动脉搏动正常;肝肾功能正常;低密度脂蛋白 3.32mmol/L
既往用药史	缬沙坦胶囊 80mg p.o. q.d.
诊断	颈动脉狭窄;陈旧性腔隙性脑梗;高血压病Ⅱ级
手术名称	行"右侧颈内动脉支架置入"术
治疗过程	完善相关检查,于全麻下行"右侧颈内动脉支架置入"术,术后第 1 天开始服用阿司匹林肠溶片 100mg p.o. q.d.,硫酸氢氯吡格雷片 75mg p.o. q.d.,阿托伐他汀钙片 20mg p.o. q.n.,氨氯地平缓释片 5mg p.o. q.d.;术后 3d,患者恢复良好,出院

Question1 患者术后服用阿司匹林肠溶片联合硫酸氢氯吡格雷片进行抗栓治疗,药物选择是否恰当?

患者入院后行"右侧颈内动脉支架置入"术,根据本书"血栓性疾病抗栓防治策略检索图"中"普通时期→外周动脉疾病→接受手术治疗的患者→颈动脉狭窄患者的抗栓策略(表 3-24)"推荐,在"右侧颈内动脉支架置入"术后 1 个月内同时服用阿司匹林 75~100mg/d 与氯吡格雷 75mg/d 进行抗栓治疗。因此,该患者术后选择阿司匹林肠溶片 100mg p.o. q.d.、硫酸氢氯吡格雷片 75mg p.o. q.d. 进行抗栓治疗是适当的。

Question2 患者术后一个月后停用硫酸氢氯吡格雷片,该治疗方案调整是否合理?

患者入院后行"右侧颈内动脉支架置入"术,根据本书"血栓性疾病抗栓防治策略检索图"中"普通时期→外周动脉疾病→接受手术治疗的患者→颈动脉狭窄患者的抗栓策略(表 3-24)"推荐,颈内动脉支架植入术 1 个月后由双抗血小板治疗改为单抗血小板治疗。因此,出院 1 个月后停用硫酸氢氯吡格雷片,单用阿司匹林进行抗栓治疗是合理的。

案例2	
基本资料	男,65 岁,身高 174cm,体重 63kg
主诉	左下肢间断性疼痛,跛行两余年,加重 1 个月
现病史	患者 2 年前无明显诱因出现左下肢疼痛并伴行走困难,开始行走 100m 左右即感觉左下肢无力疼痛,被迫停下休息,大约 10min 左右缓解,未治疗。随后病情逐渐加重,感觉双下肢发凉,时有麻木,静息时也可疼痛,但站立位转平卧位后疼痛减轻
既往史	冠心病病史 3 年
检查	神志清,肝肾功能正常,低密度脂蛋白 3.1mmol/L,踝肱指数右侧为 0.85,左侧为 0.43
既往用药史	未规律服用治疗药物
诊断	下肢动脉硬化闭塞症
手术	"经皮血管成形术 + 支架置入"术
治疗过程	术后第 1 天开始服用阿司匹林肠溶片 100mg p.o. q.d.,硫酸氢氯吡格雷 75mg p.o. q.d.,阿托伐他汀钙 20mg p.o. q.n.。术后 3 天,患者恢复良好,出院。出院嘱关注出血风险,3 个月后停用氯吡格雷

Question1 患者术后服用阿司匹林联合氯吡格雷进行抗栓治疗, 药物选择是否恰当?

患者入院行"经皮血管成形术 + 支架置入"术,根据本书"血栓性疾病抗栓防治策略检索图"中"普通时期→外周动脉疾病→接受手术治疗的患者→有症状的 PAD 患者进行经皮血管形成术的抗栓策略(表 3-22)"推荐,难治性跛行并伴有静息痛及下肢缺血的患者,进行外周动脉 PTA 无论放支架与否,应当长期服用阿司匹林 75~100mg/d 或氯吡格雷 75mg/d 进行抗栓治疗,同时阿司匹林联合氯吡格雷可降低有症状的下肢动脉粥样硬化患者心血管事件的发生率,是否采用双联抗血小板取决于心血管事件风险,同时应警惕出血风险,还需考虑患者意愿。在本案例中,患者合并冠心病,发生心血管事件风险较高,在征求患者同意后,可选择阿司匹林 75~100mg/d 联合氯吡格雷 75mg/d 双联抗血小板治疗方案,因此该患者药物选择合理。

Question2 患者术后三个月后,停用硫酸氢氯吡格雷片是否合理?

患者入院行"经皮血管成形术 + 支架置入"术,根据本书"血栓性疾病抗栓防治策略检索图"中"普通时期→外周动脉疾病→接受手术治疗的患者→有症状的 PAD 患者进行经皮血管形成术的抗栓策略(表 3-22)"推荐,难治性跛行并伴有静息痛及下肢缺血的患者,进行外周动脉 PTA 无论放支架与否,应当长期服用阿司匹林 75~100mg/d 或氯吡格雷 75mg/d 进行抗栓治疗,是否采用双联抗血小板取决于心血管事件风险。该患者既往有冠心病史,心血管事件风险较高,出院前 3 个月采用双联抗血小板治疗方案,但考虑到患者出血风险,3 个月后停用硫酸氢氯吡格雷是合理的。

参考文献

[1] SALEM D N, O'GARA P, MADIAS C, et al. Valvular and structural heart disease: american college of chest physicians evidence-based clinical practice guidelines (8th Edition). Chest, 2008, 133(6 Suppl): 593S-629S.

[2] AVIERINOS J, BROWN R D, FOLEY D A, et al. Cerebral ischemic events after diagnosis of mitral valve prolapse a community-based study of incidence and predictive factors. Stroke, 2003, 34(6): 1339-1344.

[3] KRONZON I. Aortic atherosclerotic disease and stroke. Circulation, 2006, 114(1): 63-75.

[4] COLLI A, VERHOYE J P, LEGUERRIER A, et al. Anticoagulation or antiplatelet therapy of bioprosthetic heart valves recipients: an unresolved issue. European Journal of Cardio-Thoracic Surgery, 2007, 31(4): 573-577.

[5] DAS M, TWOMEY D, KHADDOUR A A, et al. Is thrombolysis or surgery the best option for acute prosthetic valve thrombosis? Interactive

Cardiovascular Thoracic Surgery, 2007, 6(6): 806–811.

(严思敏)

第五节　心血管疾病的一级和二级预防

心血管疾病是全球的头号死因,2016 年估计有 1 790 万人死于心血管疾病,占全球死亡总数的 31%。其中,85% 的人死于心脏病和卒中。

心血管疾病的一级预防

《美国胸科医师学会》(ACCP)第 9 版明确提出,50 岁及以上的心血管疾病患者,即使没有症状,仍建议每天服用阿司匹林 75~100mg,并且阿司匹林是唯一推荐用于心血管病一级预防的抗栓药物。

2019 年《美国心脏病学会 / 美国心脏协会指南》(ACC/AHA)中缩小了阿司匹林一级预防应用范围。指南建议,对于年龄 40~70 岁、动脉粥样硬化性心血管事件风险高但出血风险不高的成年人,可考虑使用阿司匹林 75~100mg/d 进行心血管疾病一级预防。对于年龄大于 70 岁以上人群,不推荐使用阿司匹林 75~100mg/d 作为心血管疾病常规一级预防。对于出血风险增加的成年人,无论年龄多大,阿司匹林 75~100mg/d 都不推荐用于心血管疾病的一级预防(表 3-25)。

表 3-25　心血管疾病的一级预防策略

临床情况	预防策略
40~70 岁、心血管事件风险高、出血风险不高患者	阿司匹林 75~100mg/d 长期口服

冠状动脉疾病(coronary artery disease, CAD)是指由于冠状动脉粥样硬化使管腔狭窄 >50% 或闭塞,导致心肌缺血、缺氧或坏死而引发的心脏病,简称冠心病。临床上依据病情将冠心病分为慢性心肌缺血综合征和急性冠脉综合征(acute coronary syndrome, ACS),后者又包括 ST 段抬高型心肌梗死、不稳定型心绞痛和非 ST 段抬高型心肌梗死三类。

二级预防策略

CAD 的二级预防策略见表 3-26。

表 3-26 CAD 的二级预防策略

临床情况	预防策略
已确诊的 CAD 患者	阿司匹林 75~100mg/d 或氯吡格雷 75mg/d 长期口服
未确诊 CAD、左心室无血栓的收缩期左心室功能障碍患者	无须抗血小板或抗凝治疗
收缩性左心室功能不全且未确定有急性左心室血栓的 CAD 患者,如应激性心肌病又称心碎综合征	华法林口服至少 3 个月,INR 范围 2.0~3.0
已确诊 CAD 和收缩期左心室功能障碍患者	阿司匹林 75~100mg/d 或氯吡格雷 75mg/d 长期口服

对稳定型心绞痛,但无心肌梗死病史的患者,使用阿司匹林二级预防也能获益。另外,指南建议对已确诊的 CAD 患者使用单抗治疗要优于双抗治疗,不推荐在 CAD 和 ACS 人群中使用华法林治疗。

ACS 患者的抗栓策略

ACS 是以冠状动脉粥样硬化斑块破裂或侵袭,继发完全或不完全闭塞性血栓形成为病理基础的一组临床综合征,包括急性 ST 段抬高型心肌梗死、急性非 ST 段抬高型心肌梗死和不稳定型心绞痛。

二级预防策略

ACS 患者的二级预防策略见表 3-27。

表 3-27　ACS 患者的二级预防策略

临床情况	出血风险评估	预防策略
非房颤的 ACS 患者	低出血风险（如 PRECISE-DAPT<25 分）	阿司匹林负荷量 300mg,而后 75~100mg/d 联合一种 P2Y12 受体拮抗剂口服至少 12 个月 P2Y12 受体拮抗剂首选替格瑞洛负荷剂量 180mg,而后 90mg b.i.d.,如果不能使用替格瑞洛,应用氯吡格雷负荷剂量 300~600mg,而后 75mg/d
	高出血风险（如 PRECISE-DAPT ≥25 分）	阿司匹林负荷量 300mg,而后 75~100mg/d 联合氯吡格雷 75mg/d 口服至少 1 个月
房颤合并 ACS 患者	低出血风险（HAS-BLED 评分≤2 分）	术后 OAC、阿司匹林 75~100mg/d 联合氯吡格雷 75mg/d 口服 6 个月 而后 OAC 联合阿司匹林 75~100mg/d 或氯吡格雷 75mg/d 口服至 12 个月 此后 OAC 长期口服
	高出血风险（HAS-BLED 评分≥3 分）	术后 OAC、阿司匹林 75~100mg/d 联合氯吡格雷 75mg/d 口服 1 个月 而后 OAC 联合阿司匹林 75~100mg/d 或氯吡格雷 75mg/d 口服至 12 个月 此后 OAC 长期口服

注:RECISE-DAPT,predicting bleeding complications in patients undergoing stent implantation and subsequent dual anti platelet therapy,支架植入术后患者随后双联抗血小板治疗的出血并发症预测评分,可通过 www.precisedaptscore.com 预测评分;HAS-BLED,房颤患者出血风险评分,具体评分内容可参见第三章第一节表 3-3；OAC,oral anticoagulant,口服抗凝血药物。

对于 ACS 未合并房颤患者,既往服用氯吡格雷,在无替格瑞洛禁忌证的情况下,入院早期可换用替格瑞洛负荷量 180mg,而后以 90mg/d 维持。对于接受溶栓治疗的 ACS 患者,应尽早在阿司匹林基础上联合替格瑞洛或氯吡格雷。对年龄 >75 岁的患者,建议氯吡格雷 75mg/d,无须负荷量。

在房颤合并 ACS 患者的三联治疗中,不推荐使用替格瑞洛或普拉格雷联合阿司匹林及 OAC。

无支架植入术的球囊血管成形术患者的抗栓策略

抗栓策略

接受球囊血管成形术的患者可以单用阿司匹林 100mg/d 抗栓治疗。

择期 PCI 和支架植入术患者的抗栓策略

支架内血栓形成是 PCI 的致命并发症,其发病率高达 0.4%~0.6%,死亡率高达 11%~45%。尽管新型药物洗脱支架明显降低了支架内血栓形成率,但风险不容忽视。因此,PCI 术后使用双联抗血小板治疗是预防支架内血栓形成的关键因素。

二级预防策略

择期 PCI 和支架植入术患者的二级预防策略见表 3-28。

表 3-28 择期 PCI 和支架植入术患者的二级预防策略

临床情况	出血风险	预防策略
接受择期 PCI 植入 DES/BMS 或实施 DCB 的稳定性 CAD 患者	低出血风险 (如 PRECISE–DAPT 评分 <25 分)	术后阿司匹林 75~100mg/d 联合氯吡格雷 75mg/d 口服至少 6 个月
	高出血风险 (如 PRECISE–DAPT 评分 ≥ 25 分)	术后阿司匹林 75~100mg/d 联合氯吡格雷 75mg/d 口服 3 个月

续表

临床情况	出血风险	预防策略
接受择期 PCI 植入 DES/BMS 或实施 DCB 的 ACS 患者	低出血风险（如 PRECISE–DAPT 评分 <25 分）	阿司匹林 75~100mg/d 联合一种 P2Y12 受体拮抗剂口服至少 12 个月 P2Y12 受体拮抗剂首选普拉格雷，负荷剂量 60mg，而后 10mg/d；其他包括替格瑞洛负荷剂量 180mg，而后 90mg b.i.d. 或氯吡格雷 75mg/d
	高出血风险（如 PRECISE–DAPT 评分 ≥ 25 分）	术后阿司匹林 75~100mg/d 联合替格瑞洛负荷剂量 180mg，而后 90mg b.i.d. 或氯吡格雷 75mg/d 口服 6 个月
接受择期 PCI 植入 BRS 的稳定性 CAD 患者或 ACS 患者		阿司匹林 75~100mg/d 联合一种 P2Y12 受体拮抗剂口服至少 12 个月；P2Y12 受体拮抗剂包括替格瑞洛负荷剂量 180mg，而后 90mg b.i.d. 或普拉格雷负荷剂量 60mg，而后 10mg/d 或氯吡格雷 75mg/d
接受择期 PCI 支架植入术的房颤患者（不论支架类型）	低出血风险（HAS–BLED 评分 ≤ 2 分）	术后 OAC、阿司匹林 75~100mg/d 联合氯吡格雷 75mg/d 口服 1 个月 而后 OAC 联合阿司匹林 75~100mg/d 或氯吡格雷 75mg/d 口服至 12 个月 此后 OAC 长期口服
	高出血风险（HAS–BLED 评分 ≥ 3 分）	术后 OAC、阿司匹林 75~100mg/d 联合氯吡格雷 75mg/d 口服 1 个月 而后 OAC 联合阿司匹林 75~100mg/d 或氯吡格雷 75mg/d 口服至 6 个月 此后 OAC 长期口服

注：BMS，bare metal stent，裸金属支架；DES，drug eluting stent，药物洗脱支架；DCB，drug–coated balloon，药物涂层球囊；BRS，bioresorbable vascular scaffold，生物可吸收支架。

稳定性 CAD 患者耐受双联抗血小板治疗 (dual anti platelet therapy, DAPT) 且无出血并发症、出血风险低而栓塞风险高时,应考虑持续 >6 个月、≤30 个月的 DAPT 疗法,即阿司匹林 75~100mg/d 联合氯吡格雷 75mg/d。如果稳定性 CAD 患者使用 3 个月 DAPT 存在安全问题的,应考虑 1 个月的 DAPT 疗法。

对接受择期 PCI 支架植入术的房颤患者,如果术后 OAC 选用 VKA,联合阿司匹林和氯吡格雷三联治疗,需要谨慎调整 VKA 的剂量强度,建议 INR 靶目标在目标范围的较低部分,以及治疗范围内的时间百分比 (time in therapeutic range, TTR) > 65%~70%。如果术后选用新型口服抗凝血药物 NOACs 联合阿司匹林和氯吡格雷三联治疗,使用房颤试验中 NOACs 的最低标准剂量,可有效预防卒中。比如,三联治疗中的利伐沙班可使用 15mg/d,不推荐使用 20mg/d。

择期冠状动脉搭桥术患者的抗栓策略

冠状动脉搭桥术 (coronary artery bypass graft, CABG) 是治疗缺血性心脏病最持久最彻底的方法,但 CABG 围手术期可能会发生严重并发症如心肌梗死,原因是栓塞或血栓形成、低灌注或者桥不通畅等,发生率约为 5%~20%。

围手术期抗栓策略

CABG 患者围手术期抗栓策略见表 3-29。

表 3-29 CABG 患者围手术期抗栓策略

临床情况	预防策略
CABG 术前	接受非急诊心脏手术的患者建议在围手术期继续服用低剂量的阿司匹林
	替格瑞洛至少停用 3d,氯吡格雷至少停药 5d,普拉格雷至少停用 7d

临床情况	预防策略
CABG 术前	所有非 ST 段抬高型心肌梗死和 ST 段抬高型心肌梗死患者均应在抗血小板治疗的基础上加用依诺肝素抗凝,依诺肝素用法用量 年龄 <75 岁,体重 <70kg 的患者,40mg 皮下注射 q12h. 年龄 <75 岁,体重 ≥70kg 的患者,60mg 皮下注射 q12h. 年龄 ≥75 岁,40mg 皮下注射 q12h. 术前 24h 停药, 最多使用 8d。对于 eGFR<30ml/ (min·1.73m^2)患者, 依诺肝素 40mg 皮下注射 q.d.
CABG 术后 "非体外循环" 下 CABG	术后 6h 启动阿司匹林 81~325mg/d 长期口服,阿司匹林不耐受可使用氯吡格雷 75mg/d 长期口服 术后使用阿司匹林 81~162mg/d 联合氯吡格雷 75mg/d 口服 1 年

CABG 术后数月或数年中,由于冠心病的进展或静脉桥出现粥样硬化,接受 CABG 治疗患者仍有可能出现缺血性事件。研究统计,CABG 术后约有 40% 患者出现不同程度的心肌缺血损害。因此,使用抗血小板药物预防心血管不良结局有着非常关键的作用。

二级预防策略

CABG 术后患者二级预防策略见表 3-30。

表 3-30　CABG 术后患者二级预防策略

临床情况	出血风险评估	预防策略
ACS	低出血风险 (如 PRECISE-DAPT 评分 <25 分)	阿司匹林 75~100mg/d 联合一种 P2Y12 受体拮抗剂至少 12 个月 P2Y12 受体拮抗剂包括替格瑞洛负荷剂量 180mg,而后 90mg b.i.d. 或氯吡格雷 75mg/d 或普拉格雷负荷剂量 60mg,而后 10mg/d

续表

临床情况	出血风险评估	预防策略
	高出血风险 （如 PRECISE-DAPT 评分 ≥ 25 分）	阿司匹林 100mg/d 联合替格瑞洛负荷 剂量 180mg，而后 90mg b.i.d. 或氯吡格 雷 75mg/d 口服 6 个月
CAD		阿司匹林 75~100mg/d 或氯吡格雷 75mg/d 长期口服
机械瓣膜 置换联合 CABG 术后		华法林联合阿司匹林 50~100mg/d 6 个月， 而后根据冠脉造影的结果确定是否需要 继续联合使用或改为单独使用华法林
生物瓣膜 置换联合 CABG 术后		华法林联合阿司匹林 50~100mg/d 6 个 月，而后根据冠脉造影的结果确定是否 需要继续联合使用或改为单独使用阿 司匹林 100mg/d

CABG 术后消化道损伤的预防

由于双联抗血小板，消化道出血发生率是单用一种抗血小板药物的 2~3 倍，根据评估消化道出血风险高危患者预防性使用质子泵抑制剂（proton pump inhibitor，PPI）或 H_2 受体拮抗剂（H_2 receptor antagonist，H_2RA），CABG 术后前 6 个月联合服用 PPI，6 个月后可间断服用 PPI 或 H_2RA（表 3-31）。

表 3-31　CABG 术后患者 PPI 和 H_2RA 的给药方案

分类	药物名称	剂量	途径	频次	给药时机
PPI	泮托拉唑 *	40mg	p.o.	q.d.	早饭前 1h
	雷贝拉唑 *	10mg	p.o.	q.d.	早饭前
	埃索美拉唑	20mg	p.o.	q.d.	早饭前
	奥美拉唑	20mg	p.o.	q.d.	早饭前
	兰索拉唑 *	30mg	p.o.	q.d.	早饭前

续表

分类	药物名称	剂量	途径	频次	给药时机
H₂RA	法莫替丁*	20mg	p.o.	b.i.d.	清晨与睡前
	雷尼替丁*	0.15g	p.o.	b.i.d.	清晨与睡前
	西咪替丁	0.2g	p.o.	b.i.d.	清晨与睡前

注:* 推荐可与氯吡格雷联用的 PPI 和 H₂RA。

案例

案例 1	
基本资料	男,75 岁,身高 175cm,体重 72kg
主诉	反复胸部隐痛一余年,再发 1 周
现病史	患者自一余年前开始常在活动后发作胸部隐痛,无后背痛及放射痛,每次持续 3~5min,休息及服用保心丸可缓解。入院 1 周前再次出现胸部隐痛症状
既往史	否认既往病史
检查	心电图示:Ⅰ、avL 导联 T 波低平,V2-6 导联 T 波倒置;血红蛋白 80g/L;白细胞计数 7.0×10^9/L;Ccr 为 80ml/min。
既往用药史	否认既往用药史
诊断	不稳定型心绞痛
手术	"冠状动脉造影 +DES 支架置入"术
治疗过程	术后给予阿司匹林肠溶片 100mg p.o. q.d.,硫酸氢氯吡格雷片 75mg p.o. q.d.,阿托伐他汀钙片 20mg p.o. q.n.,盐酸曲美他嗪片 35mg p.o. b.i.d.

Question1 患者术后二级预防抗血小板治疗方案如何制订?

患者入院后行"冠状动脉造影 +DES 支架置入"术,计算 PRECISE-DAPT 评分为 34 分,根据本书"血栓性疾病抗栓防治策略检索图"中"普通时期→冠心病→是否发生心血管事件→PCI和支架植入术→DES/BMS或DCB→择期PCI和支架植入术患者的二级预防策略(表3-28)",该患者RECISE-DAPT评分大于25分,使用支架术后双联抗血小板治疗为出血高风险。因此该患者术后二级预防方案为:术后口服阿司匹林75~100mg/d联合替格瑞洛90mg b.i.d.或氯吡格雷75mg/d,双抗治疗疗程为6个月。此后使用一种抗血小板药物长期治疗。

Question2 若该患者选用BRS支架行支架植入术,如何调整二级预防治疗方案?

患者入院后行选用BRS支架行支架植入术,根据本书"血栓性疾病抗栓防治策略检索图"中"普通时期→冠心病→是否发生心血管事件→PCI和支架植入术→DES/BMS或DCB→择期PCI和支架植入术患者的二级预防策略(表3-28)",该患者二级预防策略调整为:术后口服阿司匹林75~100mg/d联合一种P2Y12受体拮抗剂至少12个月。P2Y12受体拮抗剂包括替格瑞洛90mg b.i.d.或普拉格雷10mg q.d.或氯吡格雷75mg/d。在治疗过程中应仔细评估患者的血栓风险和出血风险,如出现消化道出血、颅内出血等出血事件时,应及时调整患者的二级预防治疗方案。

案例2	
基本资料	女,62岁,身高160cm,体重50kg
主诉	无明显诱因出现前胸、后背阵发性疼痛1个月
现病史	2年前多次出现活动后心前区不适,自行服用速效救心丸后缓解,未行系统检查治疗,患者近1个月心前区不适感加重
既往史	高血压2年;冠心病4年;消化道溃疡病史2年
检查	冠脉CTA示:左冠状动脉主干及前降支、回旋支、右冠状动脉多发重度狭窄;心电图示:窦性心律,频发室早二联律,T波改变

案例 2	
既往用药史	阿司匹林肠溶片 100mg p.o. q.d. 10 年,琥珀酸美托洛尔缓释片 47.5mg p.o. q.d. 10 年,培哚普利片 4mg p.o. q.d. 10 年
诊断	不稳定型心绞痛
手术	"非体外循环下冠状动脉旁路移植"术
治疗过程	术后给予阿司匹林肠溶片 100mg p.o. q.d.、硫酸氢氯吡格雷片 75mg p.o. q.d.、雷贝拉唑钠肠溶片 10mg p.o. q.d.、瑞舒伐他汀钙片 10mg p.o. q.d.、酒石酸美托洛尔片 12.5mg p.o. q.d.、培哚普利片 4mg p.o. q.d.

Question1 患者如何制订术后抗血小板方案?

患者入院后行"非体外循环下冠状动脉旁路移植"术,根据本书"血栓性疾病抗栓防治策略检索图"中"普通时期→冠心病→是否发生心血管事件→ CABG → CABG 患者围手术期抗栓策略(表 3-29)",术后使用阿司匹林 100mg/d 联合氯吡格雷 75mg/d 双联抗血小板治疗 1 年,1 年后停用氯吡格雷,但阿司匹林 100mg/d 需要长期服用。

Question2 患者术后预防应激性消化道溃疡的治疗方案是否合理?

患者曾有消化道溃疡病史,CABG 术后给予 2 种抗血小板药物治疗,根据表 3-31 CABG 术后患者 PPI 的给药方案,同时结合《2016 年 ACC/AHA 冠心病患者双联抗血小板治疗指南》和《抗血小板药物消化道损伤的预防和治疗中国专家共识(2012 更新版)》建议,为减少抗血小板药物的消化道损伤,可以给予 PPI 治疗,连续使用不超过 6 个月。因此,在本案例中患者术后同时服用阿司匹林肠溶片 100mg p.o. q.d. 和硫酸氢氯吡格雷片 75mg p.o. q.d. 抗血小板治疗,给予雷贝拉唑钠肠溶片 10mg p.o. q.d. 预防消化道溃疡是合理的。

参考文献

[1] VANDVIK P O, LINCOFF A M, GORE J M, et al. Primary and secondary prevention of cardiovascular disease: antithrombotic therapy and prevention of thrombosis, 9th ed: american college of chest physicians evidence-based clinical practice guidelines. Chest, 2012, 141(2): e637S-e668S.

[2] BERGER J S, RONCAGLIONI M C, AVANZINI F, et al. Aspirin for the primary prevention of cardiovascular events in women and men: a sex-specific meta-analysis of randomized controlled trials. JAMA, 2006, 295(3): 306-313.

[3] WILSON P W, D'AGOSTINO R B, LEVY D, et al. Prediction of coronary heart disease using risk factor categories. Circulation, 1998, 97(18): 1837-1847.

[4] Centers For Disease Control And Prevention. Prevalence of coronary heart disease-united states, 2006-2010. Morbidity and Mortality Weekly Report, 2011, 60(40): 1377-1381.

[5] OSHEROY A B, BOROVIK-RAZ M, ARONSON D, et al. Incidence of early left ventricular thrombus after acute anterior wall myocardial infarction in the primary coronary intervention era. American Heart Journal, 2009, 157(6): 1074-1080.

[6] SOLHEIM S, SELIEFLOT I, LUNDE K, et al. Frequency of left ventricular thrombus in patients with anterior wall acute myocardial infarction treated with percutaneous coronary intervention and dual antiplatelet therapy. American Journal of Cardiology, 2010, 106(9): 1197-1200.

[7] SCHWALM J D, AHMAD M, SALEHIAN O, et al. Warfarin after anterior myocardial infarction in current era of dual antiplatelet therapy: a randomized feasibility trial. Journal of Thrombosis and Thrombolysis, 2010, 30(2): 127-132.

[8] RIEGGER J, BYRNE R A, JONER M, et al. Histopathological evaluation of thrombus in patients presenting with stent thrombosis. A multicenter European study: a report of the prevention of late stent thrombosis by an interdisciplinary global European effort consortium. European Heart

Journal, 2016, 37(19): 1538–1549.

［9］NEUMANN F J, SOUSA–UVA M, AHLSSON A, et al. 2018 ESC/EACTS Guidelines on myocardial revascularization. European Heart Journal, 2019, 40(2): 87–165.

［10］中国医师协会急诊医师分会, 国家卫健委能力建设与继续教育中心急诊学专家委员会, 中国医疗保健国际交流促进会急诊急救分会. 急性冠脉综合征急诊快速诊疗指南. 中华急诊医学杂志, 2019, 28(4): 421–428.

［11］VALGIMIGLI M, BUENO H, BYRNE R A, et al. 2017 ESC focused update on dual antiplatelet therapy in coronary artery disease developed in collaboration with EACTS. European Heart Journal, 2018, 39(3): 213–260.

［12］KIRCHHOF P, BENUSSI S, KOTECHA D, et al. 2016 ESC Guidelines for the management of atrial fibrillation developed in collaboration with EACTS. European Heart Journal, 2016, 74(12): 1359.

［13］ARNETT D K, BLUMENTHAL R S, ALBERT M A, et al. 2019 ACC/AHA guideline on the primary prevention of cardiovascular disease. Circulation, 2019.

（蒋陈晓）

第六节　静脉血栓栓塞性疾病的预防与治疗

静脉血栓栓塞症(venous thromboembolism, VTE)是包括深静脉血栓形成(deep vein thrombosis, DVT)和肺血栓栓塞症(pulmonary thromboembolism, PE)在内的一组血栓栓塞性疾病, 是遗传性和获得性等多种危险因素共同作用的全身性疾病。

DVT是指血液在深静脉内异常凝结, 导致静脉回流障碍的疾病。好发于下肢深静脉, 可无症状或局部疼痛、压痛和远端肢体水肿。发生于腘静脉以上的近端DVT是PE栓子的重要来源。PE是指来自静脉系统或右心的血栓阻塞肺动脉或其分支所致疾病, 可导致呼吸循环功能障碍, 常表现为呼吸困难、胸闷、胸痛,严重时可发生低血压、休克甚至猝死。

　　静脉血栓栓塞性疾病的防治策略见图 3-4,方法主要包括基本预防、机械预防和药物预防三大方面。其中机械预防方法包括分级加压弹力袜(graduated compression stockings,GCS)、间歇充气加压泵(intermittent pneumatic compression,IPC)和足底静脉泵(venous foot pump,VFP)等;药物预防包括低剂量肝素(low-dose unfractionated heparin,LDUH)、低分子肝素(low molecular weight heparin,LMWH)、磺达肝癸钠、华法林和非维生素 K 拮抗剂口服抗凝药(non-vitamin K antagonist oral anticoagulants,NOACs)等。

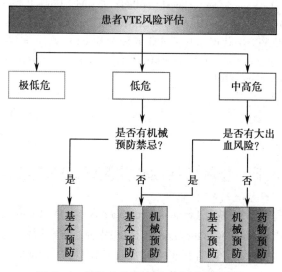

图 3-4　静脉血栓栓塞性疾病的防治策略

非手术患者的 VTE 预防策略

　　致死性 PE 是非手术患者猝死的主要原因之一,占内科患者总死亡人数的 10%,内科患者如不采取血栓预防措施,VTE

的总体患病率约为 4.96%~14.90%,约有 5% 可能患致死性 PE;重症监护病房(intensive care unit,ICU)患者 VTE 患病率为 28%~33%;急性脑卒中偏瘫患者 VTE 的患病率高达 30%~50%。而恶性肿瘤患者发生 VTE 的风险至少增加 6 倍,并导致其生存率下降。因此非手术患者的 VTE 预防至关重要。

非手术患者 VTE 风险评估

非手术患者可根据 Padua 评估量表来评估患者血栓风险,详见表 3-32。评估血栓风险的同时必须进行出血风险的评估,详见表 3-33。

表 3-32 Padua 评估量表

危险因素	评分
活动性恶性肿瘤,患者先前有局部或远端转移和 / 或 6 个月内接受过化疗和放疗	3
既往静脉血栓栓塞症	3
制动,患者身体原因或遵医嘱需卧床休息至少 3 天	3
有血栓形成倾向、抗凝血酶缺陷症、蛋白 C 或蛋白 S 缺乏、Leiden V 因子、凝血酶原 G20210A 突变、抗磷脂抗体综合征	3
近期(<1 个月)创伤或外科手术	2
年龄 >70 岁	1
心脏和 / 或呼吸衰竭	1
急性心肌梗死和 / 或缺血性脑卒中	1
急性感染和 / 或风湿性疾病	1
肥胖(体质指数 >30kg/m^2)	1
正在进行激素治疗	1

注:低危 0~3 分,高危≥4 分。

表3-33　内科住院患者出血风险因素

具有以下 1 项即为出血高危	具有以下 3 项及以上为出血高危
活动性消化道溃疡	年龄≥85 岁
入院前 3 个月内有出血事件	肝功能不全（INR>1.5）
血小板计数 <50×10⁹/L	严重肾功能不全 [eGFR<30ml/（min·1.73m²）]
	入住 ICU 或 CCU
	中心静脉置管
	风湿性疾病
	现患恶性肿瘤
	男性

注：INR，international normalized ratio，国际标准化比值；eGFR，glomerular filtration rate，肾小球滤过率；CCU，cardiac care unit，心脏病监护室。

预防策略

　　根据血栓和出血风险评估结果，制订非手术患者静脉血栓预防策略，见表 3-34。抗凝药物选择方案见表 3-35。

表3-34　非手术患者静脉血栓的预防策略

临床情况	预防策略
血栓风险增加的内科住院患者（Padua 评分≥4 分）	LMWH、LDUH 或磺达肝癸钠
低血栓风险的内科住院患者（Padua 评分 <4 分）	药物预防或机械预防
高出血风险的内科住院患者	不建议药物预防血栓
血栓风险增加同时高出血风险的（表 3-33）内科住院患者	机械预防
重症患者	LMWH、LDUH

续表

临床情况	预防策略
活动性出血或有高出血风险(表3-33)的重症患者	机械预防
门诊肿瘤患者无其他高危因素(表3-36)	不建议使用药物预防
门诊肿瘤患者合并其他高危因素(表3-36)	LMWH、LDUH
留置中心静脉导管的门诊肿瘤患者	不建议规律性使用药物预防

表3-35 非手术患者 VTE 预防抗凝药物选择方案

抗凝药物	预防方案
LDUH	5 000IU i.h. b.i.d.
LMWH	依诺肝素 40mg i.h. q.d. 那屈肝素 2 850IU i.h. q.d. 达肝素 5 000 IU i.h. q.d.
磺达肝癸钠	2.5mg i.h. q.d.

外科非骨科手术患者的 VTE 预防策略

VTE 是外科手术常见并发症,如无预防措施,普通外科手术患者 DVT 发生率为 13%,症状性 PE 发生率为 1%。肿瘤患者围手术期的 VTE 风险还与肿瘤类型、辅助放化疗、静脉置管等因素相关。有证据显示,采取合适的预防措施,DVT 相对风险可降低 50%~60%,PE 相对风险降低近 2/3。

非骨科手术患者 VTE 风险评估

手术患者 VTE 风险评估可通过 Caprini 评估量表来评估,详见表3-36;出血风险评估见表3-37。

表 3-36　Caprini 评估量表

评分	病史	实验室检查	手术
1 分 / 项	年龄 41~60 岁 体质指数 >25kg/m^2 下肢水肿 静脉曲张 妊娠期或产后 不能解释或二次自然流产病史 口服避孕药或激素替代治疗 败血症(1 个月内) 严重肺部疾病,包括肺炎(1个月内) 肺功能异常 急性心肌梗死 充血性心力衰竭(1 个月内) 肠炎病史 需要卧床休息的患者		小手术
2 分 / 项	年龄 61~74 岁 恶性肿瘤 卧床(>72h) 石膏固定 中央静脉通路		关节镜手术 开放式手术 (>45min) 腹腔镜手术 (>45min)
3 分 / 项	年龄 >75 岁 VTE 病史 VTE 家族史 肝素诱导的血小板减少症 其他先天性或获得性血栓症	Leiden V 因子阳性 凝血酶原 20210A阳性 狼疮抗凝物阳性 抗心磷脂抗体阳性 血清同型半胱氨酸升高	
5 分 / 项	脑卒中(1 个月内) 髋关节、骨盆或下肢骨折 急性脊柱损伤(1 个月内)		择期关节置换术

注:低危 0~2 分;中危 3~4 分;高危≥5 分。

表 3-37　外科住院患者出血风险因素

基础疾病相关	手术相关
活动性出血	腹部手术:术前贫血/复杂手术(联合手术、
3 个月内有出血事件	分离难度高或超过 1 个吻合术)
严重肾功能或肝功能衰竭	胰十二指肠切除术:败血症、胰漏、手术部位
血小板计数 <50×10⁹/L	出血
未控制的高血压	肝切除术:原发性肝癌,术前血红蛋白和血
腰穿、硬膜外或椎管内麻	小板计数低
醉术前 4h 至术后 12h	心脏手术:体外循环时间较长
同时使用抗凝药物、抗血	胸部手术:全肺切除术或扩张切除术开颅手
小板药物或溶栓药物	术、脊柱手术、脊柱外伤、游离皮瓣重建手术
凝血功能障碍	
活动性消化道溃疡	
已知、未治疗的出血疾病	

预防策略

　　根据血栓及出血评估结果,制订静脉血栓预防策略,详见表 3-38。抗凝药物选择方案见表 3-39。

表 3-38　非骨科手术患者 VTE 的预防策略

临床情况	预防策略
极低 VTE 风险的普外科和腹盆腔手术(评分 0 分)	无须药物预防或机械预防
低 VTE 风险的普外科和腹盆腔手术(评分 1~2 分)	机械预防
中等 VTE 风险的普外科和腹盆腔手术(评分 3~4 分)同时无高危出血风险	LMWH、LDUH 或机械预防
中等 VTE 风险的普外科和腹盆腔手术(评分 3~4 分)同时有高危出血风险	机械预防
极高 VTE 风险的普外科和腹盆腔手术(评分 >5 分)同时无高危出血风险	LMWH、LDUH 联合机械预防
极高 VTE 风险的普外科和腹盆腔手术(评分 >5 分)同时合并高危出血风险	机械预防

临床情况	预防策略
极高 VTE 风险的普外科和腹盆腔手术(评分 >5 分)，LMWH 和 LDUH 禁忌，同时无高危出血风险	低剂量阿司匹林，磺达肝癸钠或机械预防
心脏手术患者术后病程不复杂	机械预防
因为非出血因素延长住院的心脏手术患者	LMWH、LDUH 联合机械预防
中高危 VTE 风险的胸外科手术患者无高危出血风险	LDUH、LMWH 和 / 或机械预防
高危出血风险的胸外科手术患者	机械预防
开颅 / 脊柱手术患者	机械预防
极高 VTE 风险的开颅 / 脊柱手术患者	充分止血后机械预防联合药物预防
严重创伤患者	LDUH、LMWH 或机械预防
极高 VTE 风险的严重创伤患者	LDUH、LMWH 联合机械预防
极高 VTE 风险的严重创伤患者，同时 LDUH 和 LMWH 禁忌	机械预防

表 3-39　非骨科手术患者 VTE 预防抗凝药物选择方案

抗凝药物	预防方案
LDUH	5 000IU i.h. b.i.d.
LMWH	依诺肝素 20mg i.h. q.d. 或 40mg i.h. q.d.*
	那屈肝素 2 850IU i.h. q.d. 或 38IU/kg i.h. q.d.*
	达肝素 2 500IU q.d. 或 5 000IU q.d.*
磺达肝癸钠	2.5mg i.h. q.d.

注:* 高危患者。

骨科手术患者的 VTE 预防策略

亚洲人工全髋、全膝关节置换术及髋关节周围骨折手术后未预防情况下深静脉血栓形成 DVT 发生率约为 43.2%。预防后 DVT 发生率为 1.4%，PE 发生率为 1.1%；中国 DVT 发生率为 1.8%~2.9%。

骨科手术患者 VTE 风险评估
同非骨科手术患者 VTE 风险评估。

抗栓预防策略
骨科手术患者 VTE 的预防策略见表 3-40。预防静脉血栓使用的抗凝药物，具体用法用量见表 3-41。

表 3-40　骨科手术患者 VTE 的预防策略

临床情况	抗凝预防策略
全膝关节置换术、全髋关节置换术	LMWH、磺达肝癸钠、阿哌沙班、利伐沙班、LDUH、华法林、阿司匹林联合机械预防
全膝关节置换术、全髋关节置换术合并高出血风险	机械预防或不预防
无 VTE 病史的膝关节镜手术患者	不预防
髋部周围骨折	LMWH、磺达肝癸钠、LDUH、华法林、阿司匹林联合机械预防
孤立的下肢损伤需要下肢制动	不预防

表 3-41　骨科手术患者 VTE 预防抗凝药物选择方案

抗凝药物	预防方案
LDUH	5 000IU q8h.
LMWH	40mg i.h. q.d.
磺达肝癸钠	2.5mg i.h. q.d.
华法林	初始剂量个性化,INR 的靶目标为 2.0~3.0
利伐沙班	10mg p.o. q.d.
阿哌沙班	2.5mg p.o. b.i.d.

静脉血栓栓塞性疾病的治疗策略

抗凝是 VTE 的基本治疗,可抑制血栓蔓延,利于血栓自溶和管腔再通。常用的抗凝药物有普通肝素(unfractionated heparin,UFH)、LMWH、维生素 K 拮抗剂(vitamin K antagonist,VKA)和 NOACs。

常规抗凝药物选择

抗凝药物品种选择方案见表 3-42。

表 3-42　抗凝药物品种选择方案

类型	抗凝药物选择
DVT 或 PE 且无癌症	推荐达比加群酯、利伐沙班、阿哌沙班或依度沙班,优于 VKA,如未接受达比加群酯、利伐沙班、阿哌沙班或依度沙班治疗者,建议 VKA,优于 LMWH
DVT 或 PE 且合并癌症	推荐 LMWH,优于 VKA、达比加群酯、利伐沙班、阿哌沙班或依度沙班

注:PE,pulmonary embolism,肺动脉栓塞。

不同情况下推荐使用的抗凝药物及适用人群

肿瘤、肝肾功能不全等特殊人群的抗凝药物使用,也存在不同的选择,详见表 3-43。

表 3-43　特殊人群的抗凝药物选择方案

影响因素	推荐抗凝药物	适用人群及注意事项
肿瘤	LMWH	刚刚确诊、进展性深静脉血栓、转移性肿瘤、VTE 症状明显者、呕吐、肿瘤化疗期
肝脏疾病伴凝血功能障碍者	LMWH	肝脏疾病有 NOACs 禁忌,INR 异常造成 VKA 剂量调整困难
肾脏疾病,Ccr<30ml/min	VKA	NOACs 和 LMWH 对严重肾功能不全者禁用,在肾功能损害不同阶段需调整 NOACs 的剂量
冠心病	VKA利伐沙班阿哌沙班依度沙班	达比加群酯较 VKA 更易出现心功能不全;抗凝同时尽量避免使用抗血小板药物,因为可能增加出血风险
消化不良或有消化道出血史	VKA阿哌沙班	达比加酯群可能引起消化不良;达比加群酯、利伐沙班、依度沙班可能增加胃肠道出血风险
同时溶栓者	肝素	有大量证据证明使用安全性
妊娠或者备孕者	UFH 或 LMWH	其余抗凝药均可通过胎盘

注:Ccr,creatinine clearance,肌酐清除率。

急性 DVT 或 PE 的患者,如接受 VKA 治疗,应与 LMWH 或 UFH 桥接抗凝治疗至少 5d,直至 INR>2.0,建议 VKA 抗凝时 INR 范围 2.0~3.0。

不同危险因素下的抗栓疗程

不同的血栓及出血的危险因素,抗凝的疗程也不尽相同,详见表 3-44。

表 3-44　不同危险因素下的抗凝疗程

危险因素	抗凝疗程
继发于一过性危险因素(如外科手术)的首次发生的 DVT 或 PE	抗凝 3 个月

续表

危险因素	抗凝疗程
无诱因的 DVT 或 PE	
伴有低、中度出血风险	抗凝至少 3 个月,3 个月后需重新评估延长治疗的获益与出血风险
伴有高度出血风险	抗凝 3 个月
复发的 DVT 或 PE 的	
伴有低、中度出血风险	建议延长抗凝治疗,定期评估是否需要继续治疗
伴有高度出血风险	抗凝 3 个月
伴有活动期癌症的首次发生 DVT 或 PE(除非是高度出血风险)	建议延长抗凝治疗,定期评估是否需要继续治疗

VTE 的溶栓治疗

急性 DVT 患者,建议使用抗凝治疗,优于溶栓治疗(系统溶栓和导管溶栓)。

若患者存在髂股静脉血栓、症状 <14d、患者身体状态良好、预期寿命 1 年以上、出血风险低,可以采取溶栓治疗,以减少急性期症状和血栓后综合征(PTS)的发生。

上肢静脉血栓的抗栓策略

上肢静脉血栓(upper extremity deep venous thrombosis,UEDVT)的抗栓策略详见表 3-45,其紧急治疗建议采用抗凝治疗优于溶栓治疗。

表 3-45　上肢静脉血栓的抗栓策略

抗凝策略
抗凝治疗建议给予肠道外抗凝,LMWH 和磺达肝癸钠优于 UFH
由中心静脉导管引起并且导管已拔出,建议抗凝治疗 3 个月
如导管未拔出,建议长期抗凝直至导管拔出后 3 个月
其他原因导致的血栓,同样建议抗凝治疗 3 个月

抗凝期间复发性静脉血栓的治疗

抗凝期间复发性静脉血栓的患者应根据现有的抗凝治疗方案来确定下一阶段的方案,详见表 3-46。

表 3-46　抗凝期间复发性静脉血栓的治疗

分类	抗凝策略
接受 VKA 抗凝(达到治疗范围)或达比加群酯、利伐沙班、阿哌沙班或依度沙班抗凝期间 VTE 复发	暂时换用 LMWH 治疗
长期 LMWH 治疗期间 VTE 复发(假定患者依从性良好)	建议增加 LMWH 的剂量约 1/4 到 1/3

阿司匹林用于静脉血栓栓塞的延长治疗

无诱因的 DVT 或 PE 患者,排除阿司匹林禁忌证,建议在抗凝疗程结束后使用阿司匹林预防 VTE 复发,优于不使用阿司匹林。

由于阿司匹林预防 VTE 复发的疗效远不及抗凝药物,想接受延长抗凝治疗的患者,不推荐阿司匹林作为抗凝药物的合理替代。但是,若患者决定停用抗凝药物,可以选择使用阿司匹林预防 VTE 的复发。

肿瘤相关性血栓的防治策略

恶性肿瘤是静脉血栓栓塞症的高危因素之一。在恶性肿瘤中,胰腺癌、胃癌、乳腺癌、肺癌、结肠癌等属于并发 VTE 的高危肿瘤类型。VTE 是肿瘤的重要并发症之一,发生率为 4%~20%,是肿瘤患者除肿瘤之外的第二大死因。国外循证医学研究发现,肿瘤患者伴血栓形成风险升高 4.1 倍,而化疗则升高 6.5 倍。在所有 VTE 患者中,肿瘤患者占 20%,其中接受化疗的患者占所有 VTE 患者人数约 13%。通过抗凝治疗可明显降低肿瘤患者的死亡率。但是肿瘤患者接受抗凝治疗的同时,出血风险也在增加。因此对恶性肿瘤患者采取科学合理、个体化的 VTE 预防和治疗,可以在一定程度上改善患者的预后,提高生活质量。

肿瘤患者 VTE 的风险评估

导致肿瘤患者发生 VTE 的风险因素很多,大致可分为以下 3 类:患者自身危险因素、肿瘤相关危险因素和治疗相关因素,见表 3-47。

表 3-47 肿瘤相关 VTE 的危险因素

分类	危险因素
患者因素	高龄、卧床、肥胖、有 VTE 病史、凝血异常、白细胞和 / 或血小板升高、并发症(感染、心衰等)
肿瘤因素	肿瘤部位:脑、胰腺、肾、胃、肺、膀胱、血液、淋巴、卵巢 肿瘤分期:晚期肿瘤、活动性肿瘤
治疗因素	住院、手术、化疗或激素治疗、抗血管生成治疗、促红细胞生成素、输血、中心静脉导管

另外,肿瘤患者往往活动受限甚至卧床不起,其他如静脉导管、肿瘤或淋巴结压迫血管和血管受到癌细胞的侵犯、手术和感染诱发急性期纤维蛋白原和凝血因子Ⅷ的水平升高等都是 VTE 的风险因素。

Khorana 风险评分模型综合了最重要的临床危险因素和生物标记物,将肿瘤患者的 VTE 风险分为高、中、低三个等级,见表 3-48。Khorana 评分高的患者 VTE 的发生率高达 7.1%~41%,这些患者应该进行常规预防治疗。

表 3-48 肿瘤相关 VTE 的 Khorana 预测模型

患者特点	评分
肿瘤部位	
极高风险(胃、胰腺)	2
高风险(肺、淋巴瘤、妇科肿瘤、膀胱、睾丸)	1

患者特点	评分
化疗前血小板 $\geqslant 300 \times 10^9/L$	1
血红蛋白 $<100g/L$，或使用促红细胞生成素	1
化疗前白细胞 $>11 \times 10^9/L$	1
体重指数 $\geqslant 35kg/m^2$	1

注:高风险 $\geqslant 3$ 分,中风险 1~2 分,低风险 0 分。

肿瘤相关 VTE 的预防

肿瘤患者抗凝预防前需进行全面的病史和体格检查,高风险患者应可进行基本预防、机械预防或药物预防,药物预防见表 3-49,有药物预防禁忌的患者,如近期有中枢神经系统出血、颅内或慢性出血、血小板功能不全、慢性出凝血疾病等,详见表 3-50,这些患者可进行机械预防,常用的有间歇充气加压装置和分级加压弹力袜,机械预防禁用于有四肢静脉血栓或严重动脉功能不全的患者,见表 3-51。

表 3-49 肿瘤患者 VTE 药物预防策略

药物	标准剂量	肥胖患者剂量（BMI $\geqslant 40kg/m^2$）
达肝素	5 000IU i.h. q.d. （住院患者 1 级推荐）	7 500IU i.h. q.d.
依诺肝素	40mg i.h. q.d. （住院患者 1 级推荐）	40mg i.h. q12h.
磺达肝癸钠	2.5mg i.h. q.d. （住院患者 1 级推荐）	5mg i.h. q.d.
UFH	5 000IU i.h. q8~12h.	7 500IU i.h. q8h.
阿司匹林	81~325mg p.o. q.d.(只适用于低危组多发性骨髓瘤门诊患者)	
华法林	INR 范围 2.0~3.0	

表 3-50　肿瘤患者抗凝药物使用禁忌证

抗凝药物使用禁忌证
绝对禁忌证
近期的中枢神经系统出血,颅内或脊髓的损伤有出血的高风险
活动性出血(大出血):24h 内输注≥2U 红细胞
脊髓麻醉或腰椎穿刺
相对禁忌证
慢性的、临床可见、可评估的出血 >48h
血小板减少症(血小板 $<50 \times 10^9/L$)
严重的血小板功能不全(尿毒症、药物、骨髓增生异常)
近期的大手术出血风险高
潜在的出凝血疾病
跌倒的风险高(脑外伤)

表 3-51　肿瘤患者机械预防 VTE 禁忌证

机械预防禁忌证
绝对禁忌证
急性下肢深静脉血栓
严重的动脉功能不全(仅与弹力袜相关)
相对禁忌证
大的血肿
皮肤溃疡或伤口
血小板减少症(血小板 $<20 \times 10^9/L$)或皮肤瘀斑
中度的动脉功能不全(仅与弹力袜相关)
外周神经疾病(仅与弹力袜相关)

肿瘤相关 VTE 的治疗

不合并抗凝禁忌证的肿瘤患者,一旦确诊静脉血栓栓塞症,应立即开始治疗,可以使用 UFH、LMWH 或磺达肝癸钠。合并静脉血栓栓塞的肿瘤患者,LMWH 长期治疗效果更佳,因此急性期治疗采用 LMWH 更加可取,除非急性期存在使用禁忌证。

若患者拒绝注射低分子量肝素,可以口服新型抗凝药,单药治疗
详见表 3-52。

表 3-52　肿瘤相关 VTE 单药治疗策略

药物	剂量
LMWH(首选用于近 6 个月近端 VTE 和进展期肿瘤患者复发的 VTE)	
达肝素	200IU/kg i.h. q.d.,持续 30d,后 150IU/kg i.h. q.d.,持续 2~6 个月。
依诺肝素	1mg/kg i.h. q12h.
磺达肝癸钠	5mg(<50kg);7.5mg(50~100kg); 10mg(>100kg)i.h. q.d.
UFH(2B 级推荐)	333IU/kg 负荷量皮下注射,然后 250IU/kg i.h. q12h.
利伐沙班	15mg p.o. b.i.d. 21d,然后 20mg p.o. q.d.
阿哌沙班	10mg p.o. b.i.d.7d,然后 5mg p.o. b.i.d.

若将采用华法林作为长期用药,那么应该有一个短期的、
至少 5~7d 的过渡期,期间,联用注射用抗凝药物与华法林,直
至 INR ≥2。华法林初始剂量为 2.5~5mg q.d.,至少每周监测两
次 INR,当患者 INR 稳定在 2.0~3.0 时,可以逐渐减少测定频率。
详见表 3-53。

表 3-53　注射用抗凝药物联合华法林给药方案

药物	剂量
达肝素	200IU/kg i.h. q.d.
依诺肝素	1mg/kg i.h. q12h.
磺达肝癸钠	5mg(<50kg);7.5mg(50~100kg);10mg(>100kg)i.h. q.d.
肝素	333IU/kg 负荷量皮下注射,然后 25IU/kg i.h. q12h.

联合依度沙班的治疗方案,详见表 3-54。一般来说,注射剂型应使用 5~10d,完成至少 5d 的注射抗凝后,继续口服依度沙班 60mg q.d.(当 Ccr 30~50ml/min 或体重 ≤60kg 改为 30mg q.d.),持续至少 6 个月。

表 3-54 注射用抗凝药物联合依度沙班给药方案

药物	剂量
达肝素	200IU/kg i.h. q.d.
依诺肝素	1mg/kg i.h. q12h.
肝素	333IU/kg 负荷量 i.h.,然后 25IU/kg i.h. q12h.

联合达比加群酯的治疗方案,详见表 3-55。一般来说,注射剂型也应使用 5~10d,完成至少 5d 的注射抗凝后,继续口服达比加群酯 150mg b.i.d.(Ccr>30ml/min),持续至少 6 个月。

表 3-55 注射用抗凝药物联合达比加群酯给药方案

药物	剂量
达肝素	200U/kg i.h. q.d.
依诺肝素	1mg/kg i.h. q12h.
肝素	333U/kg 负荷量 i.h.,然后 250U/kg i.h. q12h.

案例

案例 1	
基本资料	男,74 岁,身高 170cm,体重 65kg
主诉	高坠全左髋疼痛伴活动障碍 2d,感觉左髋部疼痛,不能正常行走
现病史	患者 2d 前从半米高架上不慎坠落,感觉左髋部疼痛,不能正常行走
既往史	否认既往病史

续表

案例1	
检查	骨盆平片示:左股骨颈骨折;双下肢静脉彩超示:左侧腘静脉
既往用药史	否认既往用药史
诊断	左股骨颈骨折,左下肢深静脉血栓
手术名称	"左侧全髋关节置换"术
治疗过程	入院后立即给予利伐沙班片20mg p.o. q.d.治疗下肢静脉血栓,4d后再次行双下肢彩超示:左侧腘静脉血栓部分溶解,继续原方案抗凝治疗。进一步治疗9d后,复查下肢B超示:左侧腘静脉血栓完全溶解,达到手术条件,患者拟行"左侧全髋关节置换"术

Question1 患者服用利伐沙班片进行抗凝治疗,药物选择及剂量是否恰当?

患者左侧股骨颈骨折,入院后血栓筛查发现患者左侧腘静脉血栓形成,根据本书"血栓性疾病抗栓防治策略检索图"中"静脉血栓栓塞性疾病→一般性疾病→治疗策略→抗凝药物品种选择方案(表3-42)",对于腿部深静脉血栓形成的非肿瘤患者,建议使用利伐沙班等NOACs,而不推荐使用VKA。根据利伐沙班说明书,对于深静脉血栓急性期,使用15mg b.i.d.治疗3周,后改为20mg q.d.维持。考虑该患者老龄,出血风险高,应适当减量,该患者初始治疗剂量为20mg q.d.。

Question2 患者行"全髋关节置换术前"应多久停用利伐沙班,术后如何制订抗凝方案?

利伐沙班在老年人群中半衰期约为11h,药物作用大约持续1d。根据本书"血栓性疾病抗栓防治策略检索图"中"特殊时期→围手术期→服用抗凝药物的患者→术前长期口服VKA的患者→手术出血风险评估(表4-2)",全髋关节置换术为高危出血风险手术;根据本书"血栓性疾病抗栓防治策略检索图"中"特殊时期→围手术期→服用抗凝药物的患者 →血栓风险评估→服用 NOACs 患者的术前抗栓策略(表 4-4)",应在术前 48h 停用利伐沙班。该患者术前因股骨颈骨折导致下肢腘静脉血栓形成,行全髋关节术后又进一步增加了血栓风险,根据本书"血栓性疾病抗栓防治策略检索图"中"静脉血栓栓塞性疾病→一般性疾病→治疗策略→不同危险因素下的抗凝疗程(表 3-44)",对于一过性风险因素,引起的腿部近端静脉血栓患者,推荐抗凝治疗 3 个月。本例患者为骨折属一过性风险因素,因此应在术后继续使用利伐沙班 20mg q.d.,直至抗凝治疗满 3 个月。

案例 2	
基本资料	女,58 岁,身高 162cm,体重 59kg
主诉	左下肢肿胀疼痛 4d
现病史	患者 15d 前因行"肾囊肿切除"术,术后活动减少,长期卧床,4d 前出现左下肢肿胀疼痛,无胸闷、气短、咳嗽、咯血症状
既往史	有肾囊肿病史
检查	左下肢静脉彩超示:左侧股浅静脉、腘静脉血栓
既往用药史	否认既往用药史
诊断	肾囊肿切除术后,左下肢深静脉血栓
手术名称	行"下腔静脉滤器植入 + 插管溶栓"术
用药情况	入院第 1d 立即行"下腔静脉滤器植入 + 插管溶栓"术,注射用尿激酶 30 万 IU q12h. 持续静脉泵入溶栓,肝素注射液 12 500IU q12h. 持续静脉泵入抗凝,迈之灵片 2 片 p.o. b.i.d. 改善循环,入院第 5d 患者症状明显好转,行左下肢静脉造影,示血栓已基本溶解,停用注射用尿激酶和肝素钠注射液,予利伐沙班片 15mg p.o. b.i.d. 抗凝,入院第 9d,患者恢复良好,予以出院。两周后患者入院行下腔静脉滤器取出术,利伐沙班片改为 20mg q.d. 抗凝治疗

Question1 患者住院期间是如何选用抗凝药物的?

患者入院后行"下腔静脉滤器植入 + 插管溶栓"术,根据本书"血栓性疾病抗栓防治策略检索图"中"静脉血栓栓塞性疾病→一般性疾病→治疗策略→特殊人群的抗凝药物选择方案(表 3-43)",对于合并溶栓的患者,推荐使用 UFH,使用时监测 aPTT 调整剂量,溶栓结束后,根据本书"血栓性疾病抗栓防治策略检索图"中"静脉血栓栓塞性疾病→一般性疾病→治疗策略→抗凝药物品种选择方案(表 3-42)",对于不合并癌症的 DVT 患者,推荐使用 NOACs。

Question2 患者予利伐沙班长期抗凝, 如何确定抗凝疗程?

患者 15d 前因行"肾囊肿切除"术,术后活动减少,长期卧床,根据本书"血栓性疾病抗栓防治策略检索图"中"静脉血栓栓塞性疾病→一般性疾病→治疗策略→不同危险因素下的抗凝疗程(表 3-44)",对于一过性因素引起的腿部 DVT 或 PE 患者,推荐抗凝治疗 3 个月。该患者因肾囊肿切除术后长期卧床而诱发静脉血栓,因此建议患者口服利伐沙班抗凝治疗 3 个月。

案例 3	
基本资料	男,64 岁,身高 167cm,体重 65kg
主诉	左下肢肿胀疼痛 2 天,活动后加重
现病史	确诊肺腺癌一余年
既往史	否认既往史
检查	血管 B 超示:左下肢深静脉血栓形成
既往用药史	已行 4 周期 GP 方案化疗,具体为:吉西他滨 1.6g d1,d8+ 顺铂 40mg d1,30mg d2~3,2、4、6 周期化疗复查胸部 CT 示病情稳定
诊断	1. 肺腺癌Ⅳ期:①锁骨上淋巴结转移;②双肺转移;③脑转移 2. 心包积液 3. 左下肢深静脉血栓

Question1 该患者如何选择抗凝治疗方案？

患者 B 超示左下肢静脉血栓形成，既往确诊肺腺癌，根据本书"血栓性疾病抗栓防治策略检索图"中"静脉血栓栓塞性疾病→特殊疾病→恶性肿瘤→是否有血栓（是）→接受抗栓治疗→单药或联合治疗策略，表 3-52~ 表 3-55"，对于不合并抗凝禁忌证的肿瘤患者，一旦确诊静脉血栓栓塞症，应立即开始治疗，可以使用低分子量肝素或者新型口服抗凝剂单药治疗或采用联合治疗的方式。

Question2 若选择 LMWH 联合华法林，该如何设定治疗方案？

根据本书"血栓性疾病抗栓防治策略检索图"中"静脉血栓栓塞性疾病→特殊疾病→恶性肿瘤→是否有血栓（是）→接受抗栓治疗→注射用抗凝药物联合华法林治疗策略（表 3-53）"，若选用华法林长期抗凝，起始阶段华法林和注射抗凝剂共同使用至少 5d 直到 INR ≥2 持续 24h；过渡到单用华法林以后，至少每周测量两次 INR，当患者 INR 值稳定在 2~3 时，可以逐渐减少测定频率。

参考文献

［1］ SALEM D N, O' GARA P T, MADIAD C, et al. Valvular and structural heart disease: american college of chest physicians evidence-based clinical practice guidelines (8th ed). Chest, 2008, 133(6): 593S-629S.

［2］ AVIERINOS J F, BROWN R D, FOLEY D A, et al. Cerebral ischemic events after diagnosis of mitral valve prolapse: a community-based study of incidence and predictive factors. Stroke, 2003, 34(6): 1339-1344.

［3］ KRONZON I. Aortic Atherosclerotic Disease and Stroke. Circulation, 2006, 114(1): 63-75.

［4］ COLLI A, VERHOYE J P, LEGUERRIER A, et al. Anticoagulation or antiplatelet therapy of bioprosthetic heart valves recipients: an unresolved issue. European Journal of Cardio-Thoracic Surgery, 2007, 31(4): 573-577.

[5] DAS M, TWOMEY D, KHADDOUR A A, et al. Is thrombolysis or surgery the best option for acute prosthetic valve thrombosis?. Interactive Cardio Vascular and Thoracic Surgery, 2007, 6(6): 806-811.

[6] BATES S M, JAESCHKE R, STEVENS S M, et al. Diagnosis of DVT: antithrombotic therapy and prevention of thrombosis, 9th ed: American college of chest physicians evidence-based clinical practice guidelines. Chest, 2012, 141(2): e351S-e418S.

[7] 中华医学会外科学分会血管外科学组. 深静脉血栓形成的诊断和治疗指南(3版). 中华普通外科杂志, 2017, 32(9): 807-812.

[8] DOUKETIS J D, SPYROPOULOS A C, SPENCER F A, et al. Perioperative management of antithrombotic therapy: antithrombotic therapy and prevention of thrombosis, 9th ed: American college of chest physicians evidence-based clinical practice guidelines. Chest, 2012, 141(2 Suppl): e326S-e350S.

[9] KEARON C, AKL E A, ORNELAS J, et al. Antithrombotic therapy for VTE disease: CHEST guideline and expert panel report. Chest, 2016, 149(2): 315-352.

[10] 周海辉, 葛卫红. 肿瘤相关性血栓栓塞症的研究进展. 药学与临床研究, 2016, 24(1): 39-42.

[11] STREIFF M B, HOLMSTROM B, ASHRANI A, et al. Cancer-Associated venous thromboembolic disease, version 1.2015. Journal of the National Comprehensive Cancer Network, 2015, 13(9): 1079-1095.

[12] KHORANA A A. Venous thromboembolism and prognosis in cancer. Thrombosis Research, 2010, 125(6): 0-493.

[13] CRONIN-FENTON D P, SONDERGAARD F, PEDERSEN L A, et al. Hospitalisation for venous thromboembolism in cancer patients and the general population: A population-based cohort study in Denmark, 1997-2006. British Journal of Cancer, 2010, 103(7): 947-953.

[14] KHORANA A A. Risk assessment and prophylaxis for VTE in cancer patients. Journal of the National Comprehensive Cancer Network, 2011, 9(7): 789-797.

（徐瑞娟　王宝彦　周海辉）

第七节　抗磷脂综合征的抗栓治疗

抗磷脂综合征（antiphospholipid syndrome, APS）是一种非炎症性自身免疫病，临床上以反复动脉或静脉血栓形成、病态妊娠（妊娠早期流产、中晚期死胎）和血小板减少等症状为表现，上述症状可以单独或多个共同存在，诊断标准见表 3-56。

表 3-56　2006 年悉尼国际抗磷脂综合征会议修订的分类标准

诊断抗磷脂综合征必须具备下列至少 1 项临床标准和 1 项实验室标准
临床症状
血管栓塞
病态妊娠（1 次以上的 10 周或 10 周以上不可解释的形态学正常的死胎；妊娠 34 周之前因严重的子痫或先兆子痫或严重的胎盘功能不全所致 1 次以上的形态学正常的新生儿早产；在妊娠 10 周以前发生 3 次以上的不可解释的自发性流产）
实验室标准
血浆中检出狼疮抗凝物，至少发现 2 次，间隔至少 12 周
血清中检出中、高滴度的抗心磷脂抗体，至少 2 次，间隔至少 12 周
血清中检测抗 β_2- 糖蛋白 1 抗体，至少 2 次，间隔至少 12 周

抗栓治疗主要应用于抗心磷脂抗体（anticardiolipin antibody, ACA）阳性伴血栓患者，或抗体阳性又有反复流产史的孕妇，对无症状的抗体阳性患者不宜进行抗栓治疗，具体治疗策略见表 3-57。

表 3-57　抗磷脂综合征伴中、高滴度抗心
磷脂抗体阳性患者的抗栓治疗策略

临床情况	治疗策略
无症状	不治疗或者阿司匹林 75mg/d 长期口服
可疑血栓	阿司匹林 75mg/d 长期口服

续表

临床情况	治疗策略
反复静脉血栓	华法林长期口服治疗,INR 范围 2.0~3.0
动脉血栓	华法林长期口服治疗,INR 范围 2.5~3.0
初次妊娠	不治疗或者阿司匹林 75mg/d 长期口服
单次流产,<10 周	不治疗或者阿司匹林 75mg/d 长期口服
反复流产,或 10 周以后流产,无血栓	妊娠全过程及产后 6~12 周肝素 5 000IU i.h. q12h.
反复流产,或 10 周以后流产,血栓形成	妊娠全过程肝素治疗,产后长期口服华法林
网状青斑	不治疗或者阿司匹林 75mg/d 长期口服
血小板 $>50 \times 10^9$/L	不治疗
5×10^9/L< 血小板 $\leqslant 50 \times 10^9$/L	泼尼松每天 1~2mg/kg,复查血小板指标上升后行抗栓治疗
血小板 $\leqslant 5 \times 10^9$/L	禁止抗凝,泼尼松每天 1~2mg/kg,丙种球蛋白 400mg/kg 静脉注射,复查血小板指标上升后行抗栓治疗

急性期血栓可行取栓术,静脉血栓在 72h 内手术,动脉血栓在 8~12h 内行取栓术或血管旁路术。有手术禁忌者可以溶栓,国内常用的药物有尿激酶、链激酶,溶栓后用肝素或华法林抗凝治疗。但是临床经验提示溶栓药物对抗磷脂综合征的长期抗栓治疗无效,因为短期的治疗不能起到长期的效果,血管很快会再次栓塞。

慢性期以口服抗栓治疗药物为主,长期抗栓治疗会降低血栓的复发率,但亦会增加出血机会,应特别注意在抗栓治疗过程中监测 INR,动脉血栓应控制在 2.5~3.0,静脉血栓则为 2.0~3.0。一般认为经良好抗栓治疗仍有血栓发生的患者,可加用羟氯喹,它可以抑制抗磷脂抗体的生成,发挥抗血小板聚集作用,研究提示羟氯喹可以降低患者的血栓风险,常用剂量为 200~400mg/d,且羟氯喹可用于妊娠患者。

📖 **案例**

案例 1	
基本资料	女,30 岁,身高 161cm,体重 50kg
主诉	自然流产 2 次
现病史	患者分别于 2017 年 5 月和 2018 年 10 月自然流产,孕周分别为 11 周和 12 周
既往史	否认既往病史
检查	狼疮抗凝物、抗心磷脂抗体阳性
既往用药史	复合维生素片 1 片 p.o. q.d. 服用 1 年
诊断	抗磷脂综合征

Question 1 该患者是否需要接受抗栓治疗?

根据表 3–56 在 2006 年悉尼国际抗磷脂综合征会议上修订的诊断分类标准,患者有反复自然流产病史,近期检查狼疮抗凝物和抗心磷脂抗体均为阳性,需要 12 周后复查,若仍为阳性,可诊断为抗磷脂综合征。抗磷脂综合征产科的表现为胎盘血管的血栓,胎盘功能不全,可引起习惯性流产、胎儿宫内窘迫、宫内发育迟滞或死胎。抗磷脂综合征孕妇可发生严重的并发症,早期可发生先兆子痫,亦可伴有溶血、肝酶升高及血小板减少。为了顺利生产以及胎儿的健康,抗磷脂综合征患者需要在整个孕期接受抗栓治疗。

Question 2 该患者的抗栓方案有哪些?

根据本书"血栓性疾病抗栓防治策略检索图"中"普通时期→抗磷脂综合征→是否有症状(有)→病态妊娠患者→抗磷脂综合征伴中、高滴度抗心磷脂抗体阳性患者的抗栓治疗策略(表 3–57)",无论是否已经发生血栓事件,反复流产的抗磷脂综合征患者都需要在整个孕期使用肝素直至生产后 6~12 周,若已经出现血栓,产后更换为华法林,因此给予患者肝素 5 000IU i.h.

q12h. 直至产后 6~12 周。此外,肝素联合小剂量阿司匹林可以使反复流产的抗磷脂综合征患者的流产率降低 50%,糖皮质激素和小剂量阿司匹林可以提高 60%~70% 的生产成功率。若该患者不能耐受肝素和阿司匹林,可以尝试静脉输注免疫球蛋白,但由于其价格昂贵,一般不作为首选。若患者合并抗 RNA 胞质蛋白自身抗体阳性,可给予患者口服硫酸羟氯喹片 200~400mg/d,在抗栓的同时有效避免胎儿出现心脏传导阻滞。

Question 3 该患者是否需要长期的抗栓治疗?

抗磷脂综合征患者的长期风险包括血栓和卒中。研究表明,无论既往是否有血栓,疾病诊断后的 3~10 年约 50% 的患者出现血栓,10% 的患者病情进展为系统性红斑狼疮。此外,口服雌激素类避孕药会增加血栓的风险,因此建议抗磷脂综合征女性使用孕激素类药物避孕。由于目前并没有证据支持长期使用抗栓药物的合理性,根据本书"血栓性疾病抗栓防治策略检索图"中"普通时期→抗磷脂综合征→是否有症状(有)→病态妊娠患者→抗磷脂综合征伴中、高滴度抗心磷脂抗体阳性患者的抗栓治疗策略(表 3-57)",该患者产后 6~12 周暂停抗栓治疗,同时内科或者风湿免疫科密切随诊。

案例 2	
基本资料	女,26 岁,身高 163cm,体重 55kg
主诉	右下肢水肿一月余,继发血小板减少
现病史	一个月前患者无明显诱因出现右下肢水肿,脚趾破溃
既往史	否认既往病史
检查	抗心磷脂抗体阳性;D- 二聚体 3.55μg/ml
既往用药史	肝素钠注射液 5 000IU i.h. q12h. ,阿司匹林肠溶片 100mg p.o. q.d.
诊断	抗磷脂综合征
治疗情况	入院后予肝素钠注射液 5 000IU 皮下注射 q12h. 联合阿司匹林肠溶片 100mg p.o. q.d. 治疗一月余,血小板计数 30×10^9/L

Question 1 该患者血小板减少的原因有哪些?

研究表明,抗磷脂综合征患者血小板减少的发生率为20%~44%,合并系统性红斑狼疮的抗磷脂综合征患者血小板减少发生率高于原发性抗磷脂综合征患者。其病理机制包括:①血小板活化和破坏(免疫介导、血栓微血管病、药物诱导);②血小板生成降低(嗜血细胞综合征、骨髓坏死);③血小板池增加(脾功能亢进)。该抗磷脂综合征患者出现血小板减少,不能排除疾病本身因素所致,此外该患者使用肝素钠注射液和阿司匹林肠溶片治疗 1 个月,根据本书中表 4-24 4T's 评分表,肝素可以诱导血小板减少,因此该患者血小板减少的原因还可能是肝素诱导血小板减少。

Question 2 该患者治疗方案如何调整?

患者血小板 $<50 \times 10^9/L$,根据本书"血栓性疾病抗栓防治策略检索图"中"普通时期→抗磷脂综合征→是否有症状(有)→血小板减少患者→抗磷脂综合征伴中、高滴度抗心磷脂抗体阳性患者的抗栓治疗策略(表 3-57)",给予患者每天 1~2mg/kg 泼尼松治疗,并复查血小板指标。抗磷脂综合征合并血小板减少并不等于低血栓风险,而且血小板减少不是抗栓治疗的禁忌证(仅在血小板 $<5 \times 10^9/L$ 时禁用抗栓治疗),因此待血小板指标上升后,可继续抗栓治疗。由于肝素有诱导的血小板减少的风险,建议暂时停用。根据本书"血栓性疾病抗栓防治策略检索图"中"特殊时期→ HIT →合并血栓形成患者→ HITT 患者抗凝血药物的选择策略(表 4-26)",推荐使用阿加曲班、来匹卢定或达那肝素替代,不推荐其他非肝素类抗凝血药物。

参考文献

[1] Committee on Practice Bulletins-Obstetrics, American College of Obstetricians and Gynecologists. Practice Bulletin No. 132:

Antiphospholipid syndrome. Obstetrics & Gynecology, 2012, 120(6): 1514–1521.

[2] 中华医学会风湿病学分会. 抗磷脂综合征诊断和治疗指南. 中华风湿病学杂志, 2011, 15(6): 407–410.

[3] ANDREOLI L, BERTSIAS G K, AGMON-LEVIN N, et al. EULAR recommendations for women's health and the management of family planning, assisted reproduction, pregnancy and menopause in patients with systemic lupus erythematosus and/or antiphospholipid syndrome. Annals of the Rheumatic Diseases. 2017, 76(3): 476–485

[4] DANOWSKI A, REGO J, KAKEHASI A M, et al. Guidelines for the treatment of antiphospholipid syndrome. Revista Brasileira De Reumatologia, 2013, 53(2): 184–192.

[5] LOCKSHIN M D, KIM M, LASKIN C A, et al. Prediction of adverse pregnancy outcome by the presence of lupus anticoagulant, but not anticardiolipin antibody, in patients with antiphospholipid antibodies. Arthritis & Rheumatology, 2012, 64(7): 2311–2318.

(姚　瑶　束　庆)

第八节　肾病综合征的抗栓治疗

肾病综合征 (nephrotic syndrome, NS) 可由多种病理因素引起,患者体内存在高凝状态,主要是由于体内大量以白蛋白为主的蛋白从尿中排出及代偿性肝脏合成增加,引起凝血、抗凝、纤溶系统成分改变及血小板功能紊乱,从而易导致静脉血栓栓塞症 (venous thromboembolism, VTE) 发生,包括下肢深静脉血栓形成 (deep vein thrombosis, DVT)、肾静脉血栓形成 (renal venous thrombosis, RVT),并可引起肺动脉栓塞 (pulmonary embolism, PE),严重危害患者的生命安全。文献报道 NS 患者 VTE 的发生率在 7.2%~62%, NS 合并 RVT 患者发病率在 2%~54% 不等,多数在 20%~40%。

肾病综合征患者发生静脉血栓的高危因素

肾病综合征(NS)患者合并以下情况容易发生静脉血栓事件,高危因素见表 3-58。

表 3-58　NS 患者发生静脉血栓的高危因素

高危因素
NS 病程超过 8 周不缓解,持续严重低白蛋白血症,白蛋白 <20g/L,胆固醇 >12mmol/L
纤维蛋白原≥600mg/dl
血液浓缩,血红蛋白 >160g/L,血小板 >300×10⁹/L
抗凝血因子丢失,抗凝血酶Ⅲ(AT-Ⅲ)<20mg/dl
血浆 D- 二聚体 >0.5mg/dl
合并抗心磷脂抗体,狼疮性抗凝物阳性
有中心静脉导管
长期卧床或有静脉血栓病史

注:如 NS 患者出现以上一项或多项高危因素,需要考虑进行抗栓治疗。

静脉血栓栓塞症的防治策略

NS 属于内科范畴,对于患者 VTE 的风险评估、出血评估、预防及治疗策略可参考内科患者的 VTE 预防治疗策略,详见第三章第六节。

肾静脉血栓形成的治疗策略

肾静脉血栓形成(RVT)的治疗首先取决于血栓形成时间和有无血栓栓塞事件;其次应根据不同病情采取抗栓、溶栓和介入外科等方法。

急性 RVT

急性 RVT 和出现 PE 或其他急性血栓栓塞性疾病患者,应尽早抗栓治疗,具体治疗方案见表 3-59。

表 3-59　急性 RVT 药物治疗方案

药物	药物治疗剂量
肝素	起始予 5 000IU,后每天 18IU/kg i.h. 2~4 周,每 6h 监测 aPTT,范围为正常值 1.5~2.3 倍
低分子肝素	100~200IU/kg i.h. q12h. 2~4 周,aPTT 为正常值的 1.5~3.0 倍,或抗 Xa 水平 0.5~1.0IU/mg
华法林	第 1d 10mg 口服,第 2d 5mg 口服,第 3d 后每天 2.5mg 口服,INR 范围 2.0~2.5,至少 6~12 个月

临床很多研究已经证实了溶栓治疗的疗效。血栓形成 7~14d 内在无溶栓治疗禁忌证时均可溶栓治疗,尤其在 RVT 形成 1~2d 内溶栓疗效更好。肾静脉血栓溶栓禁忌证包括绝对禁忌证和相对禁忌证,具体的溶栓禁忌证内容见表 3-60。全身性溶栓治疗由于包括颅内出血在内的出血风险较大,一般不推荐使用;而肾血管局部溶栓,联合或不联合导管取栓是急性 RVT 首选治疗方案,具体药物及用法用量见表 3-61。

表 3-60　肾静脉血栓溶栓禁忌证

肾静脉血栓溶栓禁忌证	
绝对禁忌证	7~10d 内的外科手术
	近 2 月内有脑血管意外
	1 个月内接受穿刺活检术并可能伤及血管,如肾活检、肝活检
	活动性出血如消化道及泌尿系出血
	未控制的高血压
	颅内恶性肿瘤
	妊娠
	近期有外伤史,并累及实质性器官
	曾接受心肺复苏治疗,并出现肋骨骨折如急性 PE 病例

续表

肾静脉血栓溶栓禁忌证	
相对禁忌证	组织穿刺术
	胸腔穿刺术
	心肺复苏后
	化脓性血栓性静脉炎
	其他可能潜在的出血风险

表 3-61 肾静脉血栓溶栓药物使用方法

溶栓药物	药物使用方法
尿激酶	起始予 4 000~4 400IU/kg,溶于 20~50ml 0.9% 氯化钠注射液或 5% 葡萄糖注射液,于 30~45min 内泵入,继以每天 4 000IU/kg 维持溶栓 48~72h,患者若能耐受则必要时用 5~7d
链激酶	起始 25 万 IU,溶于 20~50ml 5% 葡萄糖注射液,于 30~45min 内泵入,继以 10IU/h 维持溶栓 48~72h,患者若能耐受则必要时用 5~7d
阿替普酶	阿替普酶 10mg,溶于 10ml 注射用水,终浓度 1mg/ml,快速静脉推注;继以 90mg 溶于 90ml 注射用水,终浓度 1mg/ml,在 2~3h 内静脉滴注

慢性或无症状性 RVT 的抗栓治疗

慢性 RVT 必须进行抗栓治疗以防血栓扩大造成肾静脉主干栓塞,并防止新的血栓形成。抗栓治疗方案与急性 RVT 的抗栓治疗相似,先采用 UFH 或 LMWH,然后口服华法林或 NOACs 如利伐沙班。常用的药物治疗方案为 LMWH 5 000IU/d i.h. 2~4 周后采用华法林口服 6~12 个月,INR 范围 2.0~2.5。

📖 案例

案例 1	
基本资料	男,25 岁,身高 175cm,体重 72kg
主诉	眼睑水肿,2 个月体重增加 5kg,尿量较前减少

续表

案例 1	
现病史	患者 6 个月前因水肿、大量蛋白尿,肾活检诊断为 IgA 肾病(大量蛋白尿型),今日水肿逐渐加重,为进一步检查及治疗入院
既往史	IgA 肾病(大量蛋白尿型)6 个月
检查	24h 尿蛋白定量 6.8g;血红蛋白 185g/L;白蛋白 18.8g/L;eGFR 76ml/(min·1.73m^2);血浆 D- 二聚体 0.87mg/dl
既往用药史	醋酸泼尼松片 60mg q.d. p.o. 3 个月
入院诊断	①肾病综合征;② IgA 肾病(大量蛋白尿型)

Question1 该患者诊断为肾病综合征和 IgA 肾病(大量蛋白尿型),是否是发生静脉血栓的高危人群?

患者青年男性,肾病综合征和 IgA 肾病诊断明确,根据本书"血栓性疾病抗栓防治策略检索图"中"普通时期→静脉血栓栓塞性疾病→特殊疾病→肾病综合征→是否有血栓(否)→ NS 患者发生静脉血栓的高危因素(表 3-58)",该患者白蛋白 <20g/L、血液浓缩、血红蛋白 >160g/L、血浆 D- 二聚体 >0.5mg/dl,具有合并超过一项的静脉血栓的高危因素。由于 NS 患者如果出现一项或多项高危因素则为静脉血栓发生的高危人群,因此该患者是静脉血栓发生的高危人群。

Question2 该患者出院后 2 个月门诊复查肾脏 B 超时发现有肾静脉血栓形成,此时应如何制订其抗栓治疗方案?

该患者 RVT 诊断明确,根据本书"血栓性疾病抗栓防治策略检索图"中"普通时期→静脉血栓栓塞性疾病→特殊疾病→肾病综合征→是否有血栓(是)→静脉血栓栓塞患者→肾静脉血栓患者→慢性肾静脉血栓患者抗栓策略",该患者抗栓可以先予 UFH 或 LMWH,然后口服华法林或 NOACs 如利伐沙班。目前临床上一般予 LMWH 皮下注射 5 000IU/d,延用 2~4 周后续予华法林长期抗栓,INR 范围控制在 2.0~2.5。RVT 患者抗栓所需疗程目前尚无定论,但是建议至少抗栓 3 个月,一般 6~12 个月并视血栓危险因素能否解除而调整疗程。

案例 2	
基本资料	女,62 岁,身高 162cm,体重 50kg
主诉	双下肢水肿 1 个月
现病史	患者 1 年前无明显诱因出现尿中泡沫增多,双下肢凹陷性水肿,当地医院查尿常规示:尿蛋白 4+、尿潜血阴性,肾活检诊断为膜性肾病。近 1 个月患者体重增加 5kg,尿量逐渐减少,伴有气促,夜间不能平卧,为进一步检查及治疗入院
既往史	膜性肾病 1 年
检查	24h 尿蛋白定量 5.4g;血红蛋白 121g/L;白蛋白 23.1g/L;血肌酐 54μmol/L
既往用药史	否认既往用药史
入院诊断	①膜性肾病;②肾病综合征
治疗过程	患者入院后肾脏 B 超未见明显异常。住院期间患者诉左腰部酸胀,复查肾脏 B 超示:左肾静脉血栓形成;血管造影确诊左肾肾静脉血栓。当天给予尿激酶 20 万 IU 溶于 50ml 0.9% 氯化钠注射液,泵速为 100ml/h。第 2d 维持前一天溶栓治疗方案,第 3d 复查肾静脉血栓消失

Question1 该患者住院期间复查肾脏 B 超发现有肾静脉血栓形成, 是否具有溶栓指征?

患者老年女性,RVT 诊断明确,RVT 形成 7~14d 内无溶栓治疗禁忌证均可溶栓治疗,尤其在 RVT 形成 1~2d 内溶栓疗效更好。根据表 3-60 判断该患者无溶栓禁忌证,并且 RVT 形成时间较短,因此该患者具有溶栓治疗的指征。

Question2 该患者住院期间有肾静脉血栓形成，采取尿激酶的溶栓治疗方案是否合理？

患者老年女性，住院期间 RVT 诊断明确，予尿激酶 20 万 IU 溶栓治疗 2d。根据本书"血栓性疾病抗栓防治策略检索图"中"普通时期→静脉血栓栓塞性疾病→特殊疾病→肾病综合征→是否有血栓（是）→静脉血栓栓塞患者→肾静脉血栓患者→急性肾静脉血栓患者→血栓形成 7~14d 内且患者无溶栓禁忌证，肾静脉血栓溶栓药物使用方法（表 3-61）"，该患者溶栓药物可以选用尿激酶、链激酶或者阿替普酶。尿激酶的使用方法为起始给予 4 000~4 400IU/kg，溶于 20~50ml 0.9% 氯化钠注射液或 5% 葡萄糖注射液，于 30~45min 内泵入，继以每天 4 000IU/kg 维持溶栓 48~72h，患者若能耐受则必要时用 5~7d。对于该患者，体重为 50kg，尿激酶起始可以给予 20 万 ~22 万 IU，继以 20 万 IU 维持溶栓 48~72h。该患者溶栓治疗时选用尿激酶，剂量选用 20 万 IU，因此该患者住院期间肾静脉血栓的溶栓治疗方案是合理的。

参考文献

[1] 李晓强，王深明. 深静脉血栓形成的诊断和治疗指南. 2 版. 中国血管外科杂志（电子版），2013(1)：23-26.

[2] KEARON C, AKL E A, ORNELAS J, et al. Antithrombotic therapy for VTE disease: CHEST guideline and expert panel report. Chest, 2016, 149(2): 315-352.

[3] DOUKETIS J D, SPYROPOULOS A C, SPENCER F A, et al. Perioperative management of antithrombotic therapy: antithrombotic therapy and prevention of thrombosis, 9th ed: American College of Chest Physicians Evidence-Based Clinical Practice Guidelines. Chest, 2012, 141(2): e326S-e350S.

[4] 郑月宏. 静脉血栓栓塞症抗凝治疗微循环血栓防治专家共识. 中华老年多器官疾病杂志，2017，16(4)：241-244.

[5] LIEW N C, ALEMANY G V, ANGCHAISUKSIRI P, et al. Asian venous thromboembolism guidelines: updated recommendations for the prevention of venous thromboembolism. International angiology: a journal of the International Union of Angiology, 2017, 36(1): 1–20.

[6] 李小鹰, 王辰. 内科住院患者静脉血栓栓塞症预防的中国专家建议. 中华结核和呼吸杂志, 2009, 32(1): 3–8.

[7] 李世军. 肾病综合征抗凝治疗的时机和药物选择. 肾脏病与透析肾移植杂志, 2012, 21(5): 453–454.

[8] HULL R D, GERSH M H. The current landscape of treatment options for venous thromboembolism: a focus on novel oral anticoagulants. Current medical research and opinion, 2015, 31(2): 197–210.

[9] LINKINS L A, DANS A L, MOORES L K, et al. Treatment and prevention of heparin–induced thrombocytopenia: antithrombotic therapy and prevention of thrombosis, 9th ed: American College of Chest Physicians evidence–based clinical practice guidelines. Chest, 2012, 141(2): e495S–e530S.

[10] WATSON H, DAVIDSON S, KEELING D. Guidelines on the diagnosis and management of heparin–induced thrombocytopenia: second edition. British journal of haematology, 2012, 159(5): 528–540.

[11] 中华医学会肾脏病学会. 血液净化标准操作规程. 北京: 人民军医出版社, 2010.

（杨　婷）

第九节　脑静脉系血栓的抗栓治疗

脑静脉窦血栓形成（cerebral venous and sinus thrombosis, CVST）是由多种病因引起的以脑静脉回流受阻、脑脊液吸收障碍为特征的一类特殊的脑血管病。CVST 约占所有卒中的0.5%~1%，新生儿和儿童中 CVST 的年发病率约为 7/1 000 000，成人 CVST 年发病率约为 2~5/1 000 000。主要危险因素包括①遗传性高凝状态；②获得性高凝状态：怀孕、产褥期、抗心磷脂抗体、肾病综合征等；③颅内或局部感染(颜面脓肿、中耳炎、乳突炎、鼻窦炎、脑膜炎)；④口服避孕药；⑤心脏病、心梗、瓣膜病；⑥血液系统疾病；⑦外科手术；⑧脑外伤；⑨自身免疫性疾病；⑩全身衰竭；⑪脱水。

脑静脉窦血栓形成的抗栓治疗策略

抗凝治疗是脑静脉窦血栓形成(CVST)初始和首选的治疗方法，不仅能减少 CVST 患者的病死率和致残率，即使对于合并颅内出血的患者也不会增加再次颅内出血的风险，其目的在于预防静脉血栓发生，降低毛细血管压力，防止血栓延续扩展，促进侧支循环通路开放，预防肺栓塞和深静脉血栓形成。但不足之处是不能溶解已经形成的血栓。对于 CVST 合并有严重凝血功能障碍、病情危重、脑疝晚期、去脑强直等患者，不推荐抗凝治疗。

对于积极抗凝治疗但病情不断恶化的患者可以考虑溶栓或取栓治疗。溶栓治疗是通过静脉滴注溶栓剂，如尿激酶(urokinase,UK)或重组人组织型纤维溶酶原激活物(rt-PA)，经血液循环至颅内静脉窦内直接溶解血栓，使静脉窦再通，恢复静脉回流。但目前证据仅来自于系列病例研究报道，缺乏 CVST 溶栓治疗的随机对照试验。目前国内外机械碎栓方法包括切割血栓、球囊、保护伞及 solitaire 拉栓等。对于正规治疗超过 6 个月、慢性血栓、局部狭窄、症状无改善，远、近端压力差 >10mmHg 患者可考虑支架成形术。此类治疗方法目前仅有病例报道和小规模病例系列研究支持。血管内介入治疗的有效性和安全性在儿科患者中尚不明确，只在抗凝治疗后仍有进展性神经功能恶化患者中可能考虑使用。

抗栓策略

CVST 急性期抗栓治疗策略详见表 3-62。

表3-62　CVST急性期抗栓治疗策略

临床情况	抗凝治疗策略
意识清楚的CVST患者(非怀孕)	抗凝药物治疗:LMWH(按体重调整剂量)q12h.或UFH使用1~4周(常规为2周),aPTT为正常值的2倍,然后转为华法林口服至少3个月,INR范围2.0~3.0
怀孕期间患有CVST的患者	怀孕期间使用LMWH(按体重调整剂量),产后继续使用LMWH或华法林(INR范围2.0~3.0)至少6周以上,总疗程至少6个月
出生后28天以上婴儿或儿童患有急性CVST	详见第4章第4节表4-20患儿CSVT的抗栓策略
新生儿患有急性CVST	详见第4章第4节表4-20患儿CSVT的抗栓策略

对于CVST同时存在肾功能不全或需快速逆转抗凝作用的患者,需要进行神经介入治疗,不推荐首选LMWH。后期转换为华法林治疗时,建议开始治疗时与肠道外抗凝如LMWH、静注或静滴UFH,桥接至少5d,直到INR>2.0。建议华法林抗凝时INR目标值2.5,范围2.0~3.0。不推荐对CVST患者直接使用NOACs如Xa因子或凝血酶抑制剂,尤其是在急性期。

抗凝疗程

CVST口服抗凝药物治疗疗程详见表3-63。

表3-63　CVST口服抗凝治疗疗程

临床情况	抗凝治疗策略
病因明确且临床症状改善	华法林口服3~6个月,INR范围2.0~3.0
复发性的CVST	华法林长期口服,INR范围2.0~3.0
首次CVST合并严重血栓形成,如携带纯合子凝血酶原G20210A;纯合子Leiden V凝血因子;蛋白C、蛋白S或抗凝血酶缺乏;合并血栓形成缺陷;或抗磷脂综合征	华法林长期口服,INR范围2.0~3.0

📖 案例

案例1	
基本资料	男,52岁,身高175cm,体重60kg
主诉	头痛3d
现病史	患者3d前无明显诱因下出现头痛,伴言语不清,讲话费力,伴发热,无畏寒寒战,遂于我院急诊就诊
既往史	否认既往病史
检查	急诊头颅CT示:左颞叶脑血肿,左侧横窦及乙状窦密度增高;血常规示:白细胞计数12.4×10^{12}/L,中性粒细胞比例83.6%;D-二聚体示:30.46mg/L
既往用药史	否认既往用药史
入院诊断	脑静脉窦血栓形成
治疗过程	入院后头颅MR示:左侧横窦及乙状窦不显影,T1W左侧横窦信号异常,考虑静脉窦血栓形成;自身抗体和抗心磷脂抗体结果均正常;脑脊液穿刺结果示:白细胞计数16.0×10^6/L,淋巴细胞比率94%,蛋白定量1 497.2mg/L,提示中枢神经系统感染。立即给予甘露醇注射液125ml iv.gtt q8h.,注射用头孢曲松钠2g iv.gtt q.d.,依诺肝素注射液0.6ml i.h. q12h.,10d后改为华法林钠片3mg p.o. q.d.,与依诺肝素钠注射液重叠5d后停用依诺肝素钠注射液,继续华法林钠片抗凝治疗

Question1 患者脑静脉窦血栓形成抗凝治疗药物选择及剂量是否恰当?

该患者诊断为脑静脉窦血栓形成,根据本书"血栓性疾病抗栓防治策略检索图"中"普通时期→静脉血栓栓塞性疾病→特殊疾病→脑静脉系血栓→是否有血栓→普通CVST患者→CVST急性期抗栓治疗策略(表3-62)",LMWH(按体重调整剂量)q12h. 或UFH使用1~4周(常规为2周),直至aPTT值增长一倍,然后转为华法林口服至少3个月,INR范围2.0~3.0。

依诺肝素钠是 LMWH 的一种,可作为脑静脉窦血栓形成患者急性期抗凝治疗的首选药物之一,患者使用剂量根据其体重 60kg 计算单次使用依诺肝素钠为 0.6ml,因此药物选择和用量合理。但患者入院时脑部有血肿,建议先使用依诺肝素钠 0.6ml q.d.,等复查脑出血未增加时再调整为 0.6ml q12h.。使用依诺肝素钠 10d 后可改为华法林 3mg q.d. 抗凝治疗。

Question2 患者抗凝治疗的疗程为多少?

患者诊断为脑静脉窦血栓形成和中枢神经系统感染,首次发病,考虑本次血栓形成与颅内感染有关;而患者自身抗体、抗心磷脂抗体阴性,不考虑自身免疫性疾病所致血栓。经过抗感染治疗后患者体温和血常规均恢复正常,头痛症状也在好转,表示血栓病因明确且已经被控制住。根据本书"血栓性疾病抗栓防治策略检索图"中"普通时期→静脉血栓栓塞性疾病→特殊疾病→脑静脉系血栓→是否有血栓→普通 CVST 患者→ CVST 急性期抗栓治疗策略→ CVST 口服抗凝药物疗程(表 3-63)",对于病因明确且临床症状改善的患者,华法林抗凝治疗疗程为 3~6 个月。因此建议该患者口服抗凝药物 3~6 个月。

案例 2	
基本资料	女,28 岁,身高 163cm,体重 45kg
主诉	头痛 4d,神志不清 15h
现病史	患者 4d 前无明显诱因下出现头痛,呈持续性胀痛,程度较剧烈,伴恶心,无呕吐,于当地医院就诊对症处理后症状无明显缓解。15h 前无诱因下出现昏睡,疼痛刺激反应差,遂转我院急诊就诊
既往史	曾有脑静脉窦血栓病史
检查	D- 二聚体示:5.59mg/L;蛋白 C 和蛋白 S 缺乏;头颅 DSA 示:颅内静脉窦未见显影,见紊乱迂曲血管影;B 超示:怀孕 1 个月余

既往用药史	否认既往用药史
入院诊断	脑静脉窦血栓形成
治疗过程	入院后立即给予依诺肝素钠注射液 0.4ml i.h. q12h.。入院第 7d 复查 MRV 示：上矢状窦显影欠佳,左侧横窦及乙状窦内血栓,提示堵塞静脉部分再通

Question1 患者入院后给予依诺肝素钠注射液 0.4ml i.h. q12h. 抗凝治疗方案是否合理？

患者怀孕期间有脑静脉窦血栓形成,根据本书"血栓性疾病抗栓防治策略检索图"中"普通时期→静脉血栓栓塞性疾病→特殊疾病→脑静脉系血栓→是否有血栓→普通 CVST 患者→ CVST 急性期抗栓治疗策略(表 3-62)",怀孕期间患有 CVST 的患者使用 LMWH 需按体重调整剂量。依诺肝素是低分子肝素的一种,患者目前体重为 45kg,使用 0.4ml i.h. q12h. 比较恰当。因此患者入院后给予依诺肝素钠注射液 0.4ml i.h. q12h. 抗凝治疗方案是合理的。

Question2 患者曾有脑静脉窦病史, 此次发作抗凝治疗需要多久？

患者曾有脑静脉窦病史,本次血栓考虑为复发性 CVST,病因可能与怀孕和先天性高凝状态有关,根据本书"血栓性疾病抗栓防治策略检索图"中"普通时期→静脉血栓栓塞性疾病→特殊疾病→脑静脉系血栓→是否有血栓→普通 CVST 患者→ CVST 急性期抗栓治疗策略→ CVST 口服抗凝药物疗程(表 3-63)",对于复发性的 CVST 患者,建议华法林长期抗凝治疗。因此该患者应长期口服华法林抗凝治疗,并且根据 INR 调整华法林剂量,INR 范围为 2.0~3.0。

参考文献

［1］国家卫生计生委脑卒中防治工程委员会.中国脑静脉系血栓形成指导规范(2016 年).国家卫生计生委脑卒中防治工程委员会,2016.

［2］FERRO J M, BOUSSER M G, CANHAO P, et al. European Stroke Organization guideline for the diagnosis and treatment of cerebral venous thrombosis−endorsed by the European Academy of Neurology. European Journal of Neurology, 2017, 24(10): 1203−1213.

［3］SAPOSNIK G, BARINAGARREMENTERIA F, BROWN R, et al. Diagnosis and management of cerebral venous thrombosis: a statement for healthcare professionals from the American Heart Association/American Stroke Association. Stroke, 2011, 42(4): 1158−1192.

(蒋陈晓)

第四章
特殊情况下的抗栓治疗管理

对于长期服用抗栓药物并需要进行外科手术的患者,药物导致的凝血功能障碍会影响围手术期的安全,应该对患者实施多学科评估,并根据评估结果决定围手术期是否应该暂停抗栓药物,以及暂停药物期间是否需要进行桥接抗栓治疗。

第一节 围手术期的抗栓治疗管理

血栓及出血风险的评估

血栓风险评估

按照血栓栓塞发生风险分为高、中、低危,心脏机械瓣膜置换术后、心房颤动(以下简称房颤)、静脉血栓栓塞症(venous thromboembolism, VTE)患者血栓风险分层见表4-1。

表 4-1 血栓风险评估

临床情况	风险分级	危险因素
心脏机械瓣膜置换术后	高危	二尖瓣置换,笼球瓣或斜碟形主动脉瓣置换术,6个月内卒中或短暂性脑缺血发作
	中危	双叶状主动脉瓣膜置换和下列因素中的 1 个或多个:房颤、既往有卒中或 TIA、高血压病、糖尿病、充血性心力衰竭、年龄 >75 岁

续表

临床情况	风险分级	危险因素
心脏机械瓣膜置换术后	低危	双叶状主动脉瓣置换且无心房纤颤和其他卒中的危险因素
房颤	高危	CHA_2DS_2-VASc 评分 5 分或者 6 分;3 个月内卒中或短暂性脑缺血发作;风湿性心脏瓣膜疾病
	中危	CHA_2DS_2-VASc 评分 3 分或者 4 分
	低危	CHA_2DS_2-VASc 评分 0~2 分(既往无卒中及 TIA 病史)
有静脉血栓栓塞症病史	高危	3 个月内 VTE 病史、严重的血栓形成倾向(蛋白 S、蛋白 C、抗凝血酶缺乏;抗心磷脂抗体阳性等)
	中危	既往 3~12 个月内 VTE 病史,不严重的血栓形成倾向(凝血因子 Leiden 杂合子、凝血酶原基因突变),静脉血栓栓塞症复发,肿瘤治疗 6 个月内或姑息性治疗
	低危	既往 VTE 病史 >12 个月,且无其他危险因素

注:TIA,transient ischemic attack,短暂性缺血发作。

手术出血风险评估

不同手术,其出血风险也有所不同,详见表 4-2。

表 4-2　手术出血风险评估

不同手术出血风险分层			
高风险	中度风险	低风险	非常低危
开颅或者脊柱手术	其他的腹部手术	腹腔镜胆囊切除术	单颗牙拔除术
大血管手术,如腹主动脉瘤修补术、	胸部手术	腹腔镜疝修补术	牙周洁治
主动脉 – 股动脉旁路移植术	骨科手术		皮肤活检或者皮肤肿瘤切除术
大泌尿外科手术,如前列腺切除术及膀胱肿瘤切除术	血管手术	非白内障眼科手术	
大骨科手术,如髋关节置换术	结肠息肉切除术	冠状动脉造影术	白内障手术
肺切除术			
小肠吻合术			
永久起搏器植入术及除颤仪植入术	胃肠镜检查		

不同手术出血风险分层			
高风险	中度风险	低风险	非常低危
结肠巨大息肉切除术	前列腺活	骨髓或淋巴	
ERCP下括约肌切开术及肾活检	检术及宫	结活检	
肝脏外科大手术,如肝切除术、肝移	颈活检术	心包腔、胸	
植术、门静脉高压分流或断流术		腔、腹腔、关	
腹部外科大手术,如胰十二指肠切		节腔穿刺	
除术、胆道肿瘤切除术			
肾脏穿刺活检或结肠多部位活检			
口腔外科手术			

注:ERCP,endoscopic retrograde cholangiopancreatography,经内镜逆行性胰胆管造影术。

术前长期口服维生素 K 拮抗剂患者的抗栓策略

长期服用维生素 K 拮抗剂(vitamin K antagonist,VKA)的患者行外科手术前建议进行血栓与出血风险评估;低出血风险患者手术可不中断 VKA 治疗,保持国际标准化比值(international normalized ratio,INR)在治疗范围内;高出血风险患者手术需在中断 VKA 治疗后,进一步评估其血栓形成的风险。低出血风险患者手术一般无须桥接抗凝治疗,如果手术伴随明显的血栓形成风险增加,则应使用桥接抗凝治疗;中度出血风险手术患者建议给予低剂量或中间剂量的低分子肝素(low molecular weight heparin,LMWH)或普通肝素(unfractionated heparin,UFH)桥接;高出血风险患者建议采用治疗剂量的 LMWH 或 UFH 进行桥接抗凝治疗。

术前停药方案

术前 5d 停用华法林,术前 1d 监测 INR,若 INR>1.5,患者需及早手术则口服小剂量维生素 K(1~2mg)使 INR 尽快恢复正常水平。

桥接抗凝治疗时间,一般在停用华法林后第 2d 启用 LMWH 或 UFH 治疗,术前 4~6h 停用 UFH,术前 24h 停用 LMWH。

术后抗栓策略

术后根据不同出血风险选择重启抗凝时间,对于中低出血风险手术患者,建议在 24h 内恢复抗凝治疗,对于高出血风险的大手术患者,可在 48~72h 内重启抗凝治疗。

对于服用华法林的患者,应在术后血流动力学稳定后方可恢复华法林治疗,最早的时间为术后 12~24h;在手术当晚或第 2d,当 INR ≥ 2 时,停用肝素类药物。桥接抗凝药物剂量见表 4-3。

表 4-3 桥接抗凝药物剂量

剂量分类	桥接药物剂量
治疗剂量	UFH:静脉用量保持 aPTT 为正常值的 1.5~2 倍
	依诺肝素:1mg/kg i.h. b.i.d. 或 1.5mg/kg i.h. q.d.
	那屈肝素:38IU/kg i.h. q.d.
	达肝素:100IU/kg b.i.d. 或 200IU/kg i.h. q.d.
中等剂量	依诺肝素:40mg b.i.d. i.h.
预防剂量	UFH:5 000IU i.h. b.i.d.
	依诺肝素:30mg i.h. b.i.d. 或 40mg i.h. q.d.
	那屈肝素:2 850IU i.h. q.d.
	达肝素:5 000IU i.h. q.d.

服用新型口服抗凝血药物患者的抗栓策略

常见的新型口服抗凝血药物 NOACs 有两类:直接凝血酶抑制剂,如达比加群酯;Xa 因子抑制剂,如利伐沙班、阿哌沙班。由于此类药物半衰期较短,生物活性具有明确的"开关"效应,因此一般不需要肝素桥接治疗。正在服用 NOACs 的患者如果接受择期手术,应根据手术本身创伤的大小及出血的风险和后果决定何时停药,何时恢复服用,详见表 4-4。

术前抗栓策略

表 4-4 服用 NOACs 患者的术前抗栓策略

临床情况	抗栓策略
一般出血风险手术	停药 24h 后进行手术
高出血风险手术	停药 48h 后手术
肾功能减退	术前需要停药更长时间,对于主要经肾脏排泄的新型口服抗凝药术前停药时间还需考虑患者肾功能情况,详见表 4-5

肾功能不全会增加出血风险,对于此类特殊患者的停用时间可根据不同出血风险参考表 4-5。

表 4-5 择期手术前根据手术出血风险和肾功能选择 NOACs 停药时间

药物	肌酐清除率 /ml·min^{-1}			
	>80	50~80	30~50	15~30
达比加群酯				
出血风险低危	≥24h	≥36h	≥48h	不适用
出血风险高危	≥48h	≥72h	≥96h	不适用
利伐沙班				
出血风险低危	≥24h	≥24h	≥24h	≥36h
出血风险高危	≥48h	≥48h	≥48h	≥48h
阿哌沙班				
出血风险低危	≥24h	≥24h	≥24h	≥36h
出血风险高危	≥48h	≥48h	≥48h	≥48h

术后抗栓策略

大多数外科手术和操作应在术后 1~2d,有些患者需延迟到术后 3~5d,出血风险下降后再开始服用 NOACs。对于大多数手术类型,如术后 48~72h 直接使用 20mg/d 利伐沙班可能会增加出血风险,建议开始减量至 10~15mg/d,72h 内恢复至完整剂量 20mg。

接受抗血小板治疗患者围手术期药物管理

围手术期心血管风险评估

建议对手术患者进行心血管风险评估。不同类型手术术后 30d 内发生不良心脏事件,如心源性猝死或心肌梗死的风险见表 4-6。

表 4-6　患者手术后心血管风险评估

风险分级	发生风险 /%	手术类型
低风险	<1	体表手术、甲状腺 / 乳腺手术、无症状颈动脉狭窄手术如 CEA 或 CAS
中风险	1~5	腹腔手术、症状性颈动脉狭窄手术如 CEA 或 CAS、外周动脉成形术、腔内血管瘤修补术、头颈部手术
高风险	>5	主动脉及大血管手术、开放式下肢血运重建术或截肢术或取栓术、十二指肠 / 胰腺手术、肝切除术、胆道手术、消化道穿孔修补术、肝移植

注:CEA,carotid endarterectomy,颈动脉内膜剥脱术;CAS,carotid artery stenting,颈动脉支架术。

抗栓策略

出血风险低的小手术,可以不停用抗血小板药物(表 4-7)。

表 4-7　接受抗血小板治疗的患者围手术期抗栓策略

病因	抗栓策略
服用阿司匹林单药的患者	
心血管事件低危	术前 7~10d 停用,术后 24h 恢复
心血管事件中至高危	可不停药,但需注意出血风险
术中血流动力学很难控制	术前可考虑暂时停用阿司匹林治疗

续表

病因	抗栓策略
行 CABG 手术的患者	
服用阿司匹林	围手术期间继续服用阿司匹林
双联抗血小板	建议术前 5d 停用氯吡格雷或普拉格雷，继续服用阿司匹林抗血小板
服用双联抗血小板药物的冠状动脉支架置入患者	
药物洗脱支架植入后至少 6 个月	继续服用阿司匹林，术前 5d 停用替格瑞洛或氯吡格雷，或术前 7d 停用普拉格雷，术后 24h 恢复使用
裸支架植入术后 6 周内或药物洗脱支架植入术后 6 个月内	在手术前继续行双联抗血小板治疗，若发生严重出血，可输注单采血小板或其他止血药物

注：GABG，coronary artery bypass grafting，冠状动脉旁路移植术。

冠心病患者冠脉球囊扩张术后，如行择期非心脏手术应推迟 14 天；冠脉植入裸金属支架的患者，如行择期非心脏手术最少推迟到支架植入术后 4~6 周以后进行；植入药物洗脱支架的患者，如行择期非心脏手术最少推迟到支架植入术后 12 个月以后进行。如果冠脉药物洗脱支架植入术后患者延迟手术的风险大于预期缺血或支架内血栓形成的风险，择期非心脏手术可考虑在支架植入术后 180d 进行。

冠脉支架植入术后的患者，如必须停止血小板 P2Y12 受体拮抗剂才可以进行其他手术时，在可能情况下推荐继续使用阿司匹林，术后应尽快恢复血小板 P2Y12 受体拮抗剂治疗。若预计患者术后血流动力学状况难以控制，可考虑停用阿司匹林。

颈动脉疾病患者应在围手术期尽可能维持之前的抗血小板治疗。

📖 **案例**

案例 1	
基本资料	男,67 岁,身高 175cm,体重 57kg
主诉	左腰背部疼痛,呈酸胀感
现病史	患者因左腰背部疼痛,呈酸胀感来医院就诊,腹主动脉 CTA 示:腹主动脉瘤
既往史	二尖瓣机械瓣置换术后 5 年;高血压病史十余年
检查	腹主动脉 CTA 示:腹主动脉瘤,瘤体位于肾动脉下方,双侧髂动脉未见明显扩张
既往用药史	华法林钠片 4.5mg p.o. q.d. 服用 5 年,自诉 INR 控制在 2.0~2.5;硝苯地平控释片 30mg p.o. q.d. 服用 5 年
入院诊断	①二尖瓣机械瓣置换术;②高血压;③腹主动脉瘤
手术名称	行"腹主动脉瘤腔内修复"术

Question1 患者行腹主动脉瘤腔内修复术,围手术期如何选择抗凝治疗方案?

患者行腹主动脉瘤腔内修复术,因术前长期口服华法林,行外科手术前对其进行血栓与出血风险评估。根据本书"血栓性疾病抗栓防治策略检索图"中"特殊时期→围手术期→服用抗凝药物的患者→术前长期口服 VKA 的患者→血栓风险评估(表4-1)",二尖瓣机械瓣置换术属于血栓高危因素,因此术前停用华法林,予 LMWH 桥接抗凝治疗。

Question2 LMWH 如何与华法林桥接抗凝治疗?

根据本章节中"术前长期口服维生素 K 拮抗剂患者的抗栓策略",术前需中断华法林治疗的患者建议在术前 5d 停用,改为 LMWH 0.4ml i.h. q12h. 桥接抗凝治疗,术前应复查患者凝血功能,INR<1.5 时可行手术,术前 24h 停用 LMWH。术后应根据患者出血风险重启抗凝治疗,若非行高出血风险的手术,可在 24h

以内重启抗凝治疗,若行高出血风险的手术,可在 48~72h 内重启抗凝治疗,本案例中患者行腹主动脉瘤腔内修复术,属于微创手术,出血风险低,患者未合并其他高出血危险因素,术后切口出血少,因此术后当晚开始抗凝治疗。

参考文献

［1］ DOUKETIS J D, SPYROPOULOS A C, SPENCER F A, et al. Perioperative management of antithrombotic therapy: antithrombotic therapy and prevention of thrombosis, 9th ed: American college of chest physicians evidence-based clinical practice guidelines. Chest, 2012, 141(2): e326S-e350S.

［2］ 中华医学会外科学分会. 中国普通外科围手术期血栓预防与管理指南. 中华外科杂志, 2016, 54(5): 321-327.

［3］ FLEISHER L A, BECKMAN J A, BROWN K A, et al. ACC/AHA 2007 guidelines on perioperative cardiovascular evaluation and care for noncardiac surgery: executive summary. Journal of the American College of Cardiology, 2007, 47(11): 2343-2355.

（王宝彦）

第二节 牙科及有创操作时的抗栓治疗管理

有 15%~20% 使用维生素 K 拮抗剂（vitamin K antagonist, VKA）的患者行牙科、皮肤科或眼科手术操作时需要进行围手术期抗栓管理。因为这些手术术中出血量相对较少,可以局部止血控制。

小型牙科、皮肤科和眼科手术一般不需要中断 VKA 的治疗,包括拔牙、根管手术、白内障摘除术、小型皮肤切除术如基底和皮肤鳞状细胞癌及癌前病变、光化性角化病或癌性皮肤痣。具体抗栓策略见表 4-8。

抗栓策略

表 4-8　抗栓患者有创操作时期抗栓策略

使用药物	有创操作名称	抗栓策略
VKA	小型牙科手术如拔牙、根管	方案 1：继续原先 VKA 抗凝治疗方案，同时合用一种止血剂如 5% 氨甲环酸漱口液 5ml，在牙科手术前 5~10min 漱口，此后 1~2d 每天漱口 2~4 次 方案 2：在行牙科手术前 2~3d 停用 VKA
	小型的皮肤科手术如基底和鳞状细胞皮肤癌、光化性角化病、癌前病变或癌皮肤痣的切除术	手术期间继续使用 VKA，同时优化局部止血方案
	白内障摘除手术	手术期间继续使用 VKA
NOACs	牙科、眼科或皮肤科手术	上一剂给药后 18~24h 进行手术，术后 6~8h 若无出血可重新开始服用 NOACs
	牙科术后出血	给予 5% 氨甲环酸漱口液 10ml 漱口，每天 4 次，使用 5d
阿司匹林	牙科或皮肤科或白内障手术	手术期间继续阿司匹林治疗
	心血管事件中危至高危、同时接受阿司匹林治疗和非心脏手术	建议在手术期间继续阿司匹林治疗
	心血管事件低危、同时接受阿司匹林治疗和非心脏手术	建议在手术前 7~10d 停用阿司匹林

对于术前需要暂时停用华法林的患者，根据手术出血情况，术后 12~24h 恢复使用华法林。

对服用华法林的患者，若存在较高出血风险，如进行牙科或皮肤科整形手术或玻璃体视网膜手术,仍然需要中断 VKA 治疗,可以考虑桥接抗凝治疗。对血栓栓塞高风险的患者,在中断华法林期间使用 LMWH 桥接;对血栓栓塞中度风险的患者,根据患者个体状况和手术相关因素决定是否使用肝素桥接;对血栓栓塞低风险的患者,在中断华法林期间,不使用肝素桥接。

　　另外,2012 年《抗栓治疗及预防血栓形成指南》(第 9 版)中指出,目前关于单独使用氯吡格雷患者接受小型牙科、皮肤科或眼部手术围手术期抗栓管理研究较少,循证证据不足。

📖 案例

案例 1	
基本资料	男,65 岁,身高 176cm,体重 70kg
主诉	左眼渐进性视物模糊一余年
现病史	患者 1 年前无明显诱因出现左眼渐进性视力下降、视物模糊伴眼前固定不动暗影,发病后左眼无红、肿胀、痛等症状。未治疗,近期左眼视物模糊症状加重
既往史	冠心病 5 年;高血压病 5 年
检查	眼科检查示:右眼视力 4.7,左眼视力指数 /1m。裂检示:右眼晶状体轻度混浊,左眼晶状体灰白色混浊。眼底检查示:右眼窥视不清,窥视不入,其余无异常
既往用药史	阿司匹林肠溶片 100mg p.o. q.d.,厄贝沙坦片 150mg p.o. q.d.
诊断	白内障
手术	"左眼白内障囊外摘除 + 人工晶状体植入"术

Question 患者进行白内障摘除术时是否需要停用抗血小板药物?

　　患者拟行"左眼白内障囊外摘除 + 人工晶状体植入"术,该手术属于小型眼科手术,术中出血量较少;而患者既往有冠心病史 5 年,长期使用阿司匹林肠溶片 100mg p.o. q.d. 二级预防。根据本书"血栓性疾病抗栓防治策略检索图"中"特殊时期→牙科及有创操作→抗栓患者有创操作时期抗栓策略(表 4-8)",对于行白内障手术,且正在服用阿司匹林的患者,建议手术期间继续阿司匹林治疗。该患者行白内障摘除术,手术期间不需要停用抗血小板药物,可继续服用阿司匹林治疗。

案例 2	
基本资料	女,57 岁,身高 168 cm,体重 55kg
主诉	左上后牙疼痛一余周
现病史	患者左上后牙出现自发痛、冷热刺激痛,自服布洛芬止痛
既往史	主动脉瓣机械瓣置入术 5 年
检查	根尖片示:牙冠近中低密度影像及髓
既往用药史	华法林钠片 3.75mg p.o. q.d.,INR 维持在 1.8~2.0
诊断	龋齿
手术	"根管治疗"术

Question 患者进行根管治疗期间抗凝治疗方案?

患者因"龋齿",拟行根管治疗术,既往行主动脉瓣机械瓣置入术 5 年,属于血栓形成高危人群,长期服用华法林 3.75mg q.d.,INR 维持在 1.8~2.0。根据本书"血栓性疾病抗栓防治策略检索图"中"特殊时期→牙科及有创操作→抗栓患者有创操作时期抗栓策略(表 4-8)",根管治疗术属于小型牙科手术,术中出血量较少,有两种抗凝方案可供选择。在平衡血栓及风险获益后,该患者可使用该表中方案 1,继续原华法林抗凝治疗方案,同时合用 5% 氨甲环酸漱口液 5ml 在牙科手术前 5~10min 漱口,此后 1~2d 每天漱口 2~4 次,同时仔细观察有无其他意外出血事件。

参考文献

VANDVIK P O, LINCOFF A M, GORE J M, et al. Primary and secondary prevention of cardiovascular disease: antithrombotic therapy and prevention of thrombosis, 9th ed: American college of chest physicians evidence-based clinical practice guidelines. Chest, 2012, 141(2): e637S-e668S.

（蒋陈晓）

第三节　妊娠期间及产后的抗栓治疗管理

妊娠期女性处于特殊的生理时期,特别是在妊娠中晚期,孕妇体内凝血成分和纤维蛋白溶解活性出现明显改变,表现为凝血功能增强、抗凝及纤溶功能减弱,出现妊娠期高凝状态。这一妊娠期生理变化为产后快速有效止血和加速子宫内膜再生与修复提供了物质基础。

妊娠期血栓风险增高的生理原因

妊娠期高凝状态

妊娠期血液凝集因子增加、纤维溶解活性降低,孕妇处于高凝状态,易发生血栓形成。在妊娠期间,凝血酶原时间缩短,抗凝血酶Ⅲ水平下降,凝血酶生成增加,对内源性抗凝物如蛋白 C 的抵抗增加,辅助因子如蛋白 S 浓度降低,以上均导致了高凝状态。这些生理改变持续至产后 2 周方可恢复正常。此外妊娠期优球蛋白溶解时间延长,纤维蛋白酶原增加,纤维溶解活性降低,至产后 3~5d 方恢复正常。

妊娠期静脉回流障碍

由于增大的子宫压迫髂静脉及下腔静脉,使静脉回流发生障碍,血流淤积,引起血管内皮细胞受损,血管壁发生改变,可导致血栓形成。又由于左下肢静脉回流至下腔静脉的途径迂回而延长。因此,左下肢血栓形成较右侧多见。

孕酮的作用

孕酮可使静脉平滑肌松弛,血流缓慢,下肢静脉发生淤血,增加深静脉血栓形成的可能。

遗传缺陷

某些女性具有血栓性疾病的遗传缺陷,其血栓形成倾向增加,更易发生高凝状况,可反复发生静脉血栓栓塞。这些缺陷包括抗凝血酶Ⅲ、蛋白 C 和 S 缺陷、前凝血酶基因变异、亚甲基化四氢叶酸还原酶(5,10-methylenetetrahydrofolate reductase,MTHFR)变异等,狼疮抗凝物(lupus anticoagulant,LA)或抗心磷脂抗体的存在都与蛋白 C 的激活下降有关。血栓栓塞性疾病的个人史和家族史也可提示血栓症的可能。

其他高危因素

引起血栓栓塞性疾病的危险因素还包括年龄大于 35 岁、手术(如剖宫产)、长时间卧床(保胎、孕吐输液)、体重大于 80kg、多产、感染/败血症、先兆子痫和严重的内科疾患(机械心脏瓣膜、炎症性肠疾病、肾病综合征)等。

妊娠期 VTE 的预防策略

维生素 K 拮抗剂(vitamine K antagonist,VKA)能够穿过胎盘,导致胎儿先天性异常的发生风险升高,如特征性华法林胚胎病,表现为鼻骨发育不全、先天性心脏缺陷、室管膜缺损、脑室增宽、胼胝体发育不全或点状骨骺,其他风险如自然流产、胎死宫内、胎儿神经系统异常及母胎出血等。因此华法林仅限于在孕期不适用肝素的少数情况,如装有机械心脏瓣膜的孕妇。

肝素类药物,如 UFH、LMWH 不会穿过胎盘,因此不会引起胎儿出血或致畸,但可能会导致胎盘子宫壁交界区的出血,应根据妊娠期患者的抗凝适应证来使用。

　　在体外模型中并没有发现磺达肝癸钠能够通过胎盘,但在接受磺达肝癸钠抗凝治疗的孕妇的新生儿脐带血浆中发现抗Xa因子活性。虽然已有在孕妇中使用的案例报道,但是目前使用磺达肝癸钠的证据不够充分,因此避免使用磺达肝癸钠,除非特殊情况下如发生肝素诱导性血小板减少症(heparin-induced thrombocytopenia,HIT)。

　　NOACs如达比加群、利伐沙班,在动物研究上均显示有生殖毒性,因此禁用于妊娠期妇女。

　　妊娠期静脉血栓栓塞症(VTE)的预防策略详见表4-9,药物剂量见表4-11。

表4-9　妊娠期 VTE 的预防策略

临床情况	抗栓策略
具有血栓形成倾向但无 VTE 史	不推荐使用常规的产前预防性抗凝药物,而推荐进行个体化的危险评估
没有 VTE 史但有抗凝血酶缺乏	建议进行产前和产后的抗凝药物预防
有暂时危险因素导致 VTE 病史	若该危险因素已解除且没有血栓形成倾向,则推荐产前进行临床监测及产后预防性使用抗凝药物
若导致 VTE 病史的暂时危险因素是妊娠或雌激素相关	建议产前进行临床监测或抗凝药物预防(预防或中等剂量的 LMWH/UFH,表4-11),产后进行抗凝药物预防
有暂时危险因素导致 VTE 病史但没有血栓形成倾向且没有长期服用抗凝药物	建议抗凝药物预防(预防或中等剂量的 LMWH/UFH, 表4-11)或对整个妊娠期进行临床监测加上产后的抗凝药物预防
有血栓形成倾向且有 VTE 病史但没有接受长期抗凝药物治疗	建议产前抗凝药物预防(预防或中等剂量的 LMWH/UFH,表4-11)或对整个妊娠期进行临床监测加上产后的抗凝药物预防

临床情况	抗栓策略
"高危"血栓形成倾向且有 VTE 病史但没有接受长期抗凝药物治疗	建议产前抗凝药物预防(预防或中等剂量的 LMWH/UFH,表 4-11)加上产后的抗凝药物预防
多次(≥2 次)VTE 病史且没有接受长期抗凝药物治疗	建议产前使用治疗剂量的 LMWH/UFH,产后再继续进行长期抗凝药物治疗
对于前次 VTE 后接受长期抗凝药物	推荐整个妊娠期使用 LMWH 或 UFH(中等或治疗剂量,表 4-11),产后再继续长期抗凝药物治疗

注:血栓形成倾向,证实的实验室检查结果异常;高危血栓形成倾向,抗凝血酶缺乏,抗心磷脂抗体持续阳性,凝血因子 G20210A 突变、Leiden V 因子的杂合体或纯合体。

妊娠期发生 VTE 患者的抗栓策略

对于妊娠期发生 VTE 的患者,可参考表 4-10 制订抗栓策略。孕妇肝素类药物常用剂量见表 4-11。

表 4-10　妊娠期发生 VTE 患者的抗栓策略

生理阶段	抗栓策略
妊娠期	急性 VTE 的孕妇,初始治疗推荐 LMWH 或调整剂量的 UFH(静脉注射后持续输液来维持 aPTT 在治疗范围或者采用皮下注射疗法在注射后 6h 内调整 aPTT 至治疗范围)至少 5d 在初始治疗后,推荐在整个妊娠期持续皮下注射 LMWH 或 UFH
围生期	接受抗凝治疗的妊娠患者,建议分别于引产或者剖宫产术前 24h 停用 UFH 或 LMWH 分娩后应对出血情况和 VTE 风险进行评估决定是否需要重启抗凝治疗,如需抗凝,建议顺产 6~12h 或者剖宫产 12~24h 后重新启动抗凝治疗,选择 VKA 进行分娩后的抗凝治疗,需和 LMWH 桥接,直到 INR 达到目标值时停用 LMWH

续表

生理阶段	抗栓策略
产后抗栓周期	建议抗凝药物在产后使用至少 6 周（总疗程至少达到 3 个月）

表 4-11 孕妇肝素类药物常用剂量

药物名称	用法用量		
	预防剂量	中等剂量	治疗剂量
肝素	5 000IU i.h. q12h.	10 000IU i.h. q12h.	先以 80IU/kg 静注，后以 12~15 IU/(kg·h) 持续静滴；维持 aPTT 在正常值的 1.5~2.5 倍
依诺肝素	30mg i.h. q12h. 或 40mg i.h. q.d.	40mg i.h. q12h.	1mg/kg i.h. q12h. 或 1.5mg/kg i.h. q.d.
那屈肝素	2 850IU i.h. q.d.	–	171IU/kg i.h. q.d.
达肝素	5 000IU i.h. q12h. 或 5 000IU i.h. q.d.	100IU/kg i.h. q.d. 或 5 000IU i.h. q12h.	200IU/kg i.h. qd. 或 100IU/kg i.h. q12h.

妊娠期合并人工心脏瓣膜手术孕妇的抗栓策略

人工心脏瓣膜术后常规使用华法林，华法林能够穿过胎盘，导致胎儿发生先天性异常的风险升高。华法林对胎儿发育的不良影响仅限于妊娠早期，同时低剂量的华法林（≤5mg q.d.）对胎儿死亡和先天性缺陷的影响较低。与华法林相比，LMWH 的使用，无论是整个妊娠期还是联合使用（妊娠前 3 个月使用 LMWH，之后使用华法林），对母体的不良影响较大，而对胎儿影响较小（图 4-1）。

	对母体的风险 (%平均风险)	对胎儿的风险 (%平均风险)	对母体和胎儿 的综合风险 (%平均风险)
维生素K 拮抗剂	0 5 10 15 20 25 30 35 40+ (5%;95% CI 2% to 9%)	0 5 10 15 20 25 30 35 40+ (36%;95% CI 27% to 52%)	0 5 10 15 20 25 30 35 40+ (44%)
低剂量 华法林	0 5 10 15 20 25 30 35 40+ (5%;95% CI 0% to 16%)	0 5 10 15 20 25 30 35 40+ (15%;95% CI 7% to 27%)	0 5 10 15 20 25 30 35 40+ (20%)
低分子 肝素	0 5 10 15 20 25 30 35 40+ (15%;95% CI 8% to 25%)	0 5 10 15 20 25 30 35 40+ (14%;95% CI 4% to 29%)	0 5 10 15 20 25 30 35 40+ (29%)
低分子肝素 + 维生素K拮抗剂	0 5 10 15 20 25 30 35 40+ (16%;95% CI 5% to 32%)	0 5 10 15 20 25 30 35 40+ (16%;95% CI 1% to 41%)	0 5 10 15 20 25 30 35 40+ (32%)
普通肝素 + 维生素K拮抗剂	0 5 10 15 20 25 30 35 40+ (16%;95% CI 9% to 24%)	0 5 10 15 20 25 30 35 40+ (34%;95% CI 18% to 51%)	0 5 10 15 20 25 30 35 40+ (50%)

图 4-1 不同抗凝治疗方案对母体和胎儿的风险

由图 4-1 中可以看出,对母体风险最低的是 VKA,对胎儿风险最低的是 LWMH,低剂量华法林对孕妇和胎儿妊娠期并发症的风险最低。

对于合并人工心脏瓣膜手术的孕妇,有下面几种抗栓方案可供选择,详见表 4-12。

表 4-12 合并人工心脏瓣膜手术孕妇的抗栓策略

临床情况	抗栓策略
接受人工心脏瓣膜手术的孕妇	方案 1:整个妊娠期间给予每日 2 次 LMWH,调整剂量使抗 Xa 水平达到目标水平 方案 2:在整个妊娠期间给予每日 2 次 UFH,aPTT 为正常值的 1.5~2.5 倍 方案 3:在妊娠 13 周前使用调整剂量的 LMWH 或 UFH 每日 2 次,并在 13 周后用 VKA 替代直到分娩前再重新使用 LMWH 或 UFH
人工心脏瓣膜置换的孕妇,并具有血栓高危因素	建议在上述抗栓治疗方案基础上加用小剂量阿司匹林 75~100mg/d

剖宫产后 VTE 的风险及预防策略

建议对所有行剖宫产的妇女进行血栓形成风险评估,见表 4-13。根据 VTE 风险来决定是否需要预防血栓,见表 4-14。

表 4-13 剖宫产后 VTE 风险因素

主要危险因素	次要危险因素
制动(术前卧床时间≥7d)	BMI>30kg/m^2
术后出血≥1 000ml	多胎妊娠
既往 VTE 病史	产后出血 >1L
子痫前期伴胎儿生长受限	吸烟 >10 支 /d
血栓形成倾向	胎儿生长受限
抗凝血酶缺乏	蛋白 C、蛋白 S 缺乏
Leiden V 因子(纯合或杂合)	子痫前期
凝血酶原 G20210A(纯合或杂合)	
合并疾病	
系统性红斑狼疮	
心脏病	
贫血	
输血	
产后感染	

表 4-14 剖宫产后 VTE 的抗栓策略

临床情况	抗栓策略
没有额外血栓风险	除了早期下地活动以外,不推荐特殊的血栓预防
除妊娠及剖宫产外至少还有一个危险因素(见表 4-13)	建议产后用预防剂量的 LMWH 或 UFH 进行血栓预防或采用机械性预防
剖宫产后有多个血栓栓塞的危险因素	建议药物预防联合压力梯度长袜和 / 或间歇充气装置的使用
产后仍存在明确血栓危险因素	建议出院后延长预防性治疗的时间,直到产后 4~6 周

抗凝疗效监测

对于妊娠期的孕妇,可以通过测定抗 Xa 水平调整 LMWH 的剂量,如皮下注射 2~4h 抽取血样,若 LMWH 的使用频率为 b.i.d.,抗 Xa 水平范围 0.6~1.0IU/ml;若使用频率为 q.d.,抗 Xa 水平范围 0.8~1.3IU/ml。抗 Xa 水平不推荐常规测定,只有在 VTE 复发高、出血风险大、肾功能不全以及某些体重(<50kg 或 >100kg)的情况下建议测定;UFH 剂量的调整可以通过测定 aPTT,使 aPTT 达到正常水平的 1.5~2.5 倍。

哺乳期抗凝剂的选择策略

药物要对母乳喂养的婴儿产生影响,首先必须在乳汁中分泌,并且被婴儿的肠道吸收。华法林和 UFH 未在乳汁中分泌。母乳喂养的哺乳期妇女如果正在接受华法林或 UFH 治疗,推荐继续原有治疗。乳汁中可检测到少量 LMWH 及达那肝素,但其口服吸收率差,建议继续原有 治疗。

📖 案例

案例	
基本资料	女,26 岁,身高 165cm,体重 55kg
主诉	停经 38d,伴有恶心不适 1 周
现病史	诉停经 38d,有性生活,无避孕,最近 1 周出现恶心、困倦、嗜睡等不适感,无伴头晕眼花,无呕吐,无腹部疼痛等不适
既往史	主动脉瓣机械瓣置换术后 1 年
检查	尿人绒毛膜促性腺激素(HCG)阳性,B 超证实宫内孕

续表

案例	
既往用药史	华法林钠片 2.25mg p.o. q.n., INR 控制在 2.0 左右
入院诊断	主动脉瓣机械瓣置换；早孕
治疗过程	因患者换瓣膜时已告知华法林致畸风险，患者备孕期间予低分子肝素注射液 0.4ml i.h. q12h. 抗凝，证实怀孕后继续维持原抗凝方案，孕 38^{+4} 周来院剖宫产一名男婴，无异常，产前 24h 停用低分子肝素注射液，产后第 3d 恢复低分子肝素注射液 0.4ml i.h. q12h. 抗凝，并与华法林桥接，INR 升至 1.87 后出院。

Question1 患者行主动脉瓣机械瓣置换术，妊娠期间该如何抗凝？

患者停经 38d，既往行"主动脉瓣机械瓣置换"术，根据本书"血栓性疾病抗栓防治策略检索图"中"特殊时期→妊娠期及产后→预防策略→合并人工心脏瓣膜手术孕妇的抗栓策略（表 4–12）"，患者选择妊娠全程使用 LMWH 抗凝治疗，定期复查心脏彩超。因剖宫产属于出血风险较高的手术，对于出血风险高的大手术，术后起始抗凝可适当延长至 48~72h。

Question2 患者产后需要哺乳，该如何选择抗凝药物？

华法林不通过乳汁分泌，不会对胎儿造成影响。因此，对于需要哺乳的机械瓣膜置换的产妇，可以继续口服华法林抗凝治疗。

参考文献

［1］ BATES S M, GREER I A, PABINGER I, et al. Venous thromboembolism, thrombophilia, antithrombotic therapy, and pregnancy: American college

of chest physicians evidence-based clinical practice guidelines (8th ed).
Chest, 2008, 133(6): 844S-886S.

[2] BATES S M, GREER I A, MIDDELDORP S, et al. VTE, Thrombophilia, antithrombotic therapy, and pregnancy: antithrombotic therapy and prevention of thrombosis, 9th ed: American college of chest physicians evidence-based clinical practice guidelines. Chest, 2012, 141(2): e691S-e736S.

[3] LINNEMANN B, SCHOLZ U, ROTT H, et al. Treatment of pregnancy-associated venous thromboembolism-position paper from the working group in women's health of the society of thrombosis and haemostasis (GTH). Vasa, 2016,45(2): 103-118.

[4] STEINBERG Z L, DOMINGUEZ-ISLAS C P, OTTO C M, et al. Maternal and fetal outcomes of anticoagulation in pregnant women with mechanical heart valves. Journal of the American College of Cardiology, 2017, 69(22): 2681-2691.

[5] CHAN W S, REY E, KENT N E, et al. Venous Thromboembolism and antithrombotic therapy in pregnancy. Journal of obstetrics and gynaecology Canada, 2014, 36(6): 527-553.

（王宝彦）

第四节　新生儿与儿童的抗栓治疗

新生儿和儿童的生理状态、药物敏感性、流行病学和长期的血栓风险都与成人不同,因此对于需要进行抗栓治疗的新生儿和儿童,应根据其疾病因素和生理状态进行个体化调整。

常用抗栓药物的新生儿及儿童剂量

新生儿和儿童使用抗栓药物一般根据患儿体重计算剂量,或结合凝血功能检查结果滴定至合适剂量(表4-15)。

表 4-15　常用抗栓药物的新生儿及儿童剂量

药品名称	剂量
UFH	儿童：抗 Ⅹa 水 平 0.35~0.7IU/ml 或 用 鱼 精 蛋 白 滴 定 至 0.2~0.4IU/ml，最大剂量为 75~100IU/kg
LMWH	新生儿和儿童：以抗Ⅹa 水平 0.5~1.0IU/ml（注射 4~6h 后），或 0.5~0.8IU/ml（注射 2~6h 后）
VKA	儿童：INR 范围 2.0~3.0 心脏瓣膜置换：与成人 INR 范围相同
阿司匹林	儿童：每天 1~5mg/kg

静脉血栓栓塞症患儿的抗栓策略

儿童静脉血栓栓塞症（VTE）的治疗一般使用 UFH、LMWH 或华法林，用法与疗程与成人接近。一般不使用新型口服抗凝药（表 4-16）。

表 4-16　患儿 VTE 的抗栓策略

临床情况	抗栓策略选择
儿童新发 VTE	先用 UFH 或 LMWH 抗凝至少 5d 后，继续使用 UFH 或 LMWH 或 VKA，至少重叠使用 5d 或直至 INR 达到 2.0，抗凝 6~12 个月
儿童 VTE 复发	
危险因素已去除	UFH、LMWH 或华法林抗凝 3 个月
危险因素持续存在但可逆转	UFH、LMWH 或华法林抗凝 3 个月以上直到危险因素去除
儿童血栓威胁生命或肢体	可先进行溶栓或取栓，并续以 UFH、LMWH 或华法林抗凝

续表

临床情况	抗栓策略选择
儿童体重 >10kg,下肢静脉血栓,并存在抗凝禁忌	植入下腔静脉滤器,抗凝禁忌去除后以 UFH、LMWH 或华法林抗凝并取出滤器
儿童静脉结构异常伴 　VTE 首发 　VTE 复发	 UFH、LMWH 或华法林抗凝 6~12 个月 UFH、LMWH 或华法林长期抗凝(已通过手术治疗的患儿除外)

注:此表中所有抗凝药物的剂量参考表 4-15。

导管置入患儿的抗栓策略

对于中央静脉置管(central vascular access device,CVAD)或脐静脉导管(umbilical vein catheterization,UVC)的患儿,可直接使用 LMWH 治疗,或先用 UFH,续以 LMWH 的序贯治疗。总的抗凝时间是 6~12 周。如果抗凝治疗时导管仍在位,应抗凝至导管移除。

CVAD 抗栓策略

患儿 CVAD 的抗栓策略见表 4-17。

表 4-17　患儿 CVAD 的抗栓策略

临床情况	抗栓策略选择
新生儿或儿童	
管路通畅	用生理盐水或 UFH 冲洗导管或间歇性使用 UK 溶解导管内血栓
管路堵塞	用阿替普酶或 UK 溶栓直至通畅
儿童短期或中期 CVAD	不建议全身抗凝
儿童 CVAD 去除前	至少抗凝 3~5d

临床情况	抗栓策略选择
儿童 CVAD 合并 VTE	VKA INR 范围 1.5~1.9, 或 LMWH 抗 Xa 范围 0.1~0.3IU/ml 至少 3 个月或至移除 CVAD
儿童 CVAD 相关的右心房血栓形成	移除 CVAD,根据个人血栓风险因素来决定是否抗凝
右心房血栓较大(>2cm)且不稳定	抗凝,适时将 CVAD 移除,并由医生评估是否接受外科手术治疗或溶栓治疗
儿童通过 CVAD 进行血液透析	常规使用 VKA 或 LMWH 抗凝

注:UK,urokinase,尿激酶;此表中所有抗凝药物的剂量参考表 4-15;个人血栓风险因素参考表 3-36。

其他导管置入抗凝策略

患儿其他导管置入的抗凝策略见表 4-18。

表 4-18　患儿其他导管置入的抗凝策略

临床情况	抗凝策略选择
新生儿或儿童	
外周动脉导管无血栓	UFH 0.5IU/ml 1ml/h iv.gtt
外周动脉导管有血栓	拔除导管,UFH 浓度为 0.5IU/ml,速度为 1ml/h iv.gtt,并可采用溶栓或手术取栓
新生儿	
脐动脉导管	UFH 浓度为 0.25~1IU/ml,持续输注,总剂量为每日 25~200IU/kg
新生儿或儿童	
心导管检查	UFH 100IU/kg iv.gtt

急性缺血性脑卒中患儿的抗栓策略

新生儿或儿童急性缺血性脑卒中(acute ischemic stroke,AIS)的抗栓策略与成人接近,一般心源性 AIS 使用抗凝药,其他原因导致的 AIS 使用抗血小板药。儿童 AIS 一般不用终生服用抗栓药,根据不同的情况有不同的疗程(表 4-19)。

表 4-19 患儿 AIS 的抗栓策略

临床情况	抗栓策略选择
新生儿	
病因不明的 AIS	抗凝治疗或阿司匹林
心源性栓塞	UFH 或 LMWH
儿童	
急性 AIS	UFH、LMWH 或阿司匹林作为初始治疗直至夹层或栓塞的原因被排除,不推荐溶栓或取栓
排除心源性因素的 AIS	阿司匹林至少 2 年
服用阿司匹林仍有 AIS 复发或 TIA	氯吡格雷或 LMWH、VKA
心源性栓塞	LMWH 或 VKA 至少 3 个月
夹层继发的 AIS	LMWH 或 VKA 至少 6 周

注:TIA,transient ischemic attack,短暂性脑缺血发作;此表中所有抗凝药物的剂量参考表 4-15。

脑静脉窦血栓形成患儿的抗栓策略

对于新生儿或儿童脑静脉窦血栓形成(cerebral venous sinus thrombosis,CSVT),一般采用 UFH 或 LMWH 抗凝治疗,儿童除肝素外,还可采用 VKA 治疗(表 4-20)。

表 4-20　患儿 CSVT 的抗栓策略

临床情况	抗栓策略选择
新生儿	
无明显颅内出血的 CSVT	初始用 UFH 或 LMWH 抗凝,随后用 LMWH 治疗 6~12 周
有颅内出血的 CSVT	直接开始抗凝治疗或监测血栓 5~7d,如果血栓有进展,则开始抗凝治疗
儿童	
无明显颅内出血的 CSVT	初始用 UFH 或 LMWH 抗凝,随后用 LMWH 或 VKA 治疗 3 个月以上,3 个月后仍有 CSVT 或症状持续,继续治疗 3 个月
有颅内出血的 CSVT	直接抗凝治疗或监测血栓 5~7d,如果血栓有进展,则开始抗凝治疗

注:此表中所有抗凝药物的剂量参考表 4-15。

其他情况患儿的抗栓策略

对于新生儿或儿童其他需要抗栓治疗的疾病,应根据病种选择药物和适当剂量疗程(表 4-21)。

表 4-21　患儿其他情况的抗栓策略

临床情况	抗栓策略选择
儿童	
单侧肾静脉血栓形成,不合并肾功能损害	UFH/LMWH 或 LMWH 抗凝 6~12 周
伴有肾损害的双侧肾静脉血栓	UFH/LMWH 抗凝或先溶栓后抗凝
新生儿和儿童	
改良 Blalock-Taussig 分流术	术中用 UFH 抗凝,术后用阿司匹林或者不用药

续表

临床情况	抗栓策略选择
新生儿和儿童	
急性股动脉血栓形成	用 UFH 抗凝作为初始治疗,续以 LMWH 或 UFH 抗凝 5~7d
威胁肢体或器官的股动脉血栓形成	若 UFH 治疗无效,在排除溶栓禁忌证后,可以启动溶栓治疗。若存在溶栓禁忌证,可手术介入治疗
新生儿纯合子蛋白 C 缺乏症	10~20ml/kg 的新鲜冰冻血浆或 20~60IU/kg 的浓缩蛋白 C q12h.,直至临床症状缓解,续以 VKA,LMWH,蛋白 C 置换长期治疗或肝移植
儿童长期接受肠外营养	VKA 抗凝治疗至不再接受肠外营养
儿童双向腔肺分流术后	UFH 抗凝治疗
儿童 Fontan 术后	单用阿司匹林或先用 UFH,续以 VKA 的序贯治疗
儿童血管内支架置入术后	围手术期用 UFH 抗凝治疗
儿童心肌病	VKA 抗凝直至行心脏移植术
儿童原发肺动脉高压	VKA 抗凝治疗
儿童心室辅助装置	置入 8~48h 后 UFH 抗凝治疗,并在 72h 内开始抗血小板治疗,可选用阿司匹林或阿司匹林联合双嘧达莫,待稳定后,将 UFH 更换为 LMWH 或 VKA,INR 范围 2.5~3.5 直到移植或移除心室辅助装置
儿童动静脉瘘血液透析	VKA 或 LMWH 抗凝治疗
儿童川崎病	阿司匹林 80~100mg/kg q.d. 14d,后续用阿司匹林 1~5mg/kg q.d. 6~8 周
川崎病合并中度或大动脉瘤	VKA 合并阿司匹林 1~5mg/kg q.d. 抗栓治疗
川崎病合并巨大动脉瘤或急性冠状动脉血栓形成	溶栓或紧急手术治疗

注:此表中所有抗凝药物的剂量参考表 4-15。

📖 案例

案例	
基本资料	男,12 岁,身高 151cm,体重 42kg
主诉	左上肢麻木乏力 1d
现病史	患者 1d 前突发左上肢麻木乏力,症状持续未缓解,无其他症状
既往史	否认既往病史
检查	神志清,左上肢肌力 4 级,左下肢肌力 5 级,右侧肌力正常,左上肢痛觉减退,无其他神经系统阳性体征;MRI 示右侧基底节区脑梗死;24h 心电图及心脏彩超未见异常
既往用药史	否认既往用药史
诊断	脑梗死

Question1 患者是否可以采用溶栓治疗?

对于成人急性脑梗死患者,在溶栓时间窗 <4.5h 或 6h 内可考虑溶栓治疗。该患者为儿童,根据本书"血栓性疾病抗栓防治策略检索图"中"特殊时刻→新生儿及儿童→患儿 AIS 的抗栓策略(表 4-19)",急性 AIS 患儿一般不推荐溶栓或取栓。且该患者入院距起病已有一日,已超过溶栓时间窗。

Question2 患者服用何种抗血小板药物? 使用多大剂量?

该患者诊断为脑梗死,心脏彩超及 24h 心电图未见异常,基本排除心源性因素。根据本书"血栓性疾病抗栓防治策略检索图"中"特殊时刻→新生儿及儿童→患儿 AIS 的抗栓策略(表 4-19)",排除心源性因素的 AIS 应使用阿司匹林抗血小板。根据表 4-15 常用抗栓药物的新生儿及儿童剂量,儿童阿司匹林的使用剂量为 1~5mg/(kg·d),该患儿体重为 42kg,根据计算可用剂量为 42~210mg/d。成人脑梗死患者的阿司匹林常用剂量为 100mg/d,根据体重比例计算,可以以 80mg 作为该患儿的初始治疗剂量。

Question3 该患者是否需要终生抗血小板?

该患者为 AIS 且排除心源性因素,根据本书"血栓性疾病抗栓防治策略检索图"中"特殊时刻→新生儿及儿童→患儿 AIS 的抗栓策略(表 4-19)",一般需要使用阿司匹林抗血小板至少 2 年。

参考文献

[1] MONAGLE P, CHAN A K, GOLDENBERG N A, et al. Antithrombotic therapy in neonates and children: antithrombotic therapy and prevention of thrombosis, 9th ed: American college of chest physicians evidence-based clinical practice guidelines. Chest, 2012, 141(2): e737S-e810S.

[2] 中华医学会神经病学分会,中华医学会神经病学分会脑血管病学组.中国缺血性脑卒中和短暂性脑缺血发作二级预防指南 2014.中华神经科杂志,2015,48(04):258-273.

[3] 中华医学会神经病学分会,中华医学会神经病学分会脑血管病学组.中国急性缺血性脑卒中诊治指南 2018.中华神经科杂志,2018,51(09):666-682.

[4] 中华预防医学会卒中预防与控制专业委员会介入学组,急性缺血性脑卒中血管内治疗中国专家共识组.急性缺血性脑卒中血管内治疗中国专家共识.中国卒中杂志,2018,13(7):706-729.

(邵腾飞)

第五节　抗凝过度的逆转

抗凝治疗是把双刃剑,对于所有的抗凝药物,即使是在剂量适宜的情况下,患者的出血风险也会升高,出血高危患者需要更加注意。当患者出血风险升高、药物使用过量、因手术须中断抗凝或发生出血时,需要暂停抗凝药物的使用,必要时通过采取相应手段,逆转药物的抗凝作用。

华法林抗凝作用的逆转

华法林通过抑制维生素 K 的氧化还原来发挥药效,因此可以通过维生素 K 来拮抗其抗凝作用。

逆转策略

华法林抗凝过度逆转策略见表 4-22。

表 4-22　华法林抗凝过度逆转策略

临床情况	措施
3.0<INR ≤4.5,无出血	减少华法林 25% 的日剂量或停服 2d,2d 后复查 INR。待 INR 恢复到范围,华法林以原剂量的 75% 重新开始抗凝治疗,及时监测 INR,调整剂量使 INR 达到范围内
4.5<INR ≤10,无出血	停用华法林,肌内注射维生素 K_1 10mg,6h 后复查 INR,INR<3 后,给予华法林小剂量开始
INR ≥10,无出血	停用华法林,肌内注射维生素 K_1 10mg,6h 后复查 INR,INR<3 后给予小剂量的华法林
INR ≥10,患者具有高危出血风险	输注新鲜冰冻血浆、凝血酶原复合物或重组凝血因子 Ⅶ a
严重出血	停用华法林,肌内注射维生素 K_1 10mg,输注新鲜冰冻血浆、凝血酶原复合物或重组凝血因子 Ⅶ a,监测 INR,病情稳定后需要重新评估是否继续用药

其他药物作用的逆转

对于除华法林外的所有抗凝药物如 UFH、LMWH、磺达肝癸钠、NOACs,凝血酶原复合物、新鲜冰冻血浆和重组凝血因子 Ⅶ a 可以非特异性拮抗其抗凝作用。肝素和达比加群可分别被鱼精蛋白、依达赛珠单抗特异性拮抗,其他药物目前没有特异性的拮抗剂（表 4-23）。

表 4-23　常用逆转物质应用范围

常用逆转物质	针对药物	内容
凝血酶原复合物	所有抗凝药物	50IU/kg 完全逆转,25IU/kg 部分逆转,必要时补充剂量
活化凝血酶原复合物	所有抗凝药物	50IU/kg 完全逆转,25IU/kg 部分逆转,必要时补充剂量
新鲜冰冻血浆	所有抗凝药物	不常规使用,相对于凝血酶原复合物,产品中凝血因子含量较少,同时会带来容量的负荷
重组凝血因子 Ⅶa	所有抗凝药物	90IU/kg
鱼精蛋白	UFH、LMWH	UFH 1mg:100IU 进行中和,给药 30min 后 0.5mg:100IU 进行中和;可部分拮抗 LMWH 的抗凝作用
活性炭	NOACs 服用 2~4h 内	减少药物的吸收
透析	达比加群	清除达比加群,特别是肾功能不全患者,透析不适用于其他抗凝药物
依达赛珠单抗	达比加群	2.5g iv.gtt 大于 5~10min,可重复给药一次,两次相隔大于 15min
Andexanetalfa	直接和非直接Ⅹa因子抑制剂	负荷剂量:400~800mg iv.gtt 30mg/min,维持剂量:4~8mg/min;给药剂量阿哌沙班略低,利伐沙班略高

接受抗凝治疗的患者如发生出血事件,应根据其出血严重程度和其他具体情况,选择适宜的应对方案。对于严重出血的患者需要在出血部位进行机械按压或手术、容量的补充、红细胞和血小板的输注,同时考虑应用相关的药物或手段,逆转药物的抗凝作用。

📖 案例

案例	
基本资料	女,57 岁,身高 164cm,体重 49kg
主诉	右上肢抖动 3d,右侧肢体无力 1d
现病史	患者右上肢抖动 3d,右侧肢体无力 1d 入院
既往史	高血压病、糖尿病病史 15 年;风湿性心脏病二尖瓣置换术后 2 年;缺血性脑卒中 10 年
检查	神志清,不完全运动性失语,双侧瞳孔等大等圆,对光反应灵敏,双侧眼球运动正常;左侧肢体肌力 3 级,右侧肢体肌力 4 级,左侧肌张力增高,右侧偏身浅感觉减退,左侧病理征阳性;血压 134/83mmHg,心率 84bpm,心律齐,心尖区闻及收缩期杂音;入院 PT 63.9s,INR 5.37。入院头颅 CT 示左侧额顶叶出血;入院 2d 后头颅 CT 示左侧额顶叶血肿较前扩大;入院 6d 后头颅 CT 示出血较前增多
既往用药史	华法林钠片 6.25mg/d 2 年,未监测 INR
诊断	①出血性脑卒中;②高血压病(Ⅱ级);③糖尿病;④二尖瓣置换术后
治疗过程	入院后立即停服华法林钠片,给予维生素 K₁ 10mg/d,肌内注射 4d,20% 甘露醇降低颅内压。2 周后患者病情稳定,转康复治疗,凝血功能 PT 11.2s,INR 0.97。头颅 CT 复查发现血肿已吸收,遂给予恢复华法林钠片抗凝治疗,密切监测 INR,7d 后凝血功能 PT 21.2s,INR 1.82,华法林剂量为 4.5mg/d,遂患者出院

Question1 该患者应用维生素 K_1 是否合理?

该患者因出血性脑卒中入院,入院时 INR 5.37,华法林长期服用剂量为 6.25mg/d,未定期复查 INR,可见该出血属于华法林相关脑出血(warfarin-associated intracerebral hemorrhage,WICH),这是与口服华法林相关的最严重的并发症。根据本书"血栓性疾病抗栓防治策略检索图"中"特殊时期→抗凝过度的逆转→华法林抗凝过度逆转策略(表 4-22)",当出现严重出血时,停用华法林,肌内注射维生素 $K_1$10mg,输注新鲜冰冻血浆、凝血酶原复合物或重组凝血因子Ⅶa,监测 INR,病情稳定后需要重新评估是否继续用药。因此,本案例中应用维生素 K_1 的处理方式是合理的。

Question2 患者应在何时重启抗凝治疗?

此类患者何时重启抗凝治疗,目前国内外尚无指南或专家共识。根据本书"血栓性疾病抗栓防治策略检索图"中"特殊时期→抗凝过度的逆转→华法林抗凝过度逆转策略(表 4-22)",在患者病情稳定后需要重新评估是否继续用药。临床上通常根据患者的头颅 CT 检查结果综合评估病情后,决定重启抗凝治疗时机。对于本案例而言,入院 2d 后头颅 CT 示左侧额顶叶血肿较前扩大,入院 6d 后头颅 CT 示出血较前增多,此时均不是恢复抗凝治疗的最佳时机。2 周后患者病情稳定,转康复治疗,凝血功能示 PT 11.2s,INR 0.97,头颅 CT 复查发现血肿已吸收,此时重启抗凝治疗比较合适,应密切监测 INR,根据 INR 和临床症状不断评估患者出血及血栓风险,调整抗凝治疗方案。

参考文献

[1] HEIDBUCHEL H, VERHAMME P, ALINGS M, et al. Updated European Heart Rhythm Association Practical Guide on the use of non-vitamin K

antagonist anticoagulants in patients with non-valvular atrial fibrillation. Europace, 2015, 17: 1467-1507.

[2] ARONIS K N, HYLEK E M. Who, when, and how to reverse non-vitamin K oral anticoagulants. Journal of Thrombosis & Thrombolysis, 2016, 41(2): 253-272.

[3] PAUL S, HAMOUDA D, PRASHAR R, et al. Management of dabigatran-induced bleeding with continuous venovenous hemodialysis. International Journal of Hematology, 2015, 101(6): 594-597.

[4] MARLU R, HODAJ E, PARIS A, et al. Effect of non-specific reversal agents on anticoagulant activity of dabigatran and rivaroxaban. Journal of Thrombosis and Haemostasis, 2012, 107(02): 217-224.

[5] HERRMANN R, THOM J, WOOD A, et al. Thrombin generation using the calibrated automated thrombinoscope to assess reversibility of dabigatran and rivaroxaban. Journal of Thrombosis and Haemostasis, 2013, 111(5): 989-995.

[6] DINKELAAR J, MOLENAAR P J, NINIVAGGI M, et al. In vitro assessment, using thrombin generation, of the applicability of prothrombin complex concentrate as an antidote for rivaroxaban. Journal of Thrombosis and Haemostasis, 2013, 11(6): 1111-1118.

[7] EIKELBOOM J W, QUINLAN D J, RYN J V, et al. Idarucizumab: the antidote for reversal of dabigatran. Circulation, 2015, 132(25): 2412-2422.

（苏　适　徐　航）

第六节　肝素诱导性血小板减少症的预防与治疗

肝素诱导性血小板减少症（heparin-induced thrombocytopenia, HIT）是抗体介导的药物不良反应，可导致破坏性的血栓栓塞并发症，包括肺栓塞、缺血肢体坏死、急性心肌梗死和卒中，临床表现为血小板计数 <50×10^9/L 或血小板减少幅度为 30%~50%，可通过 4T's 评分表（表 4-24）评估患者 HIT 的发生情况：≤3 分为低度、4~5 分为中度、6~8 分为高度临床可能性。

表4-24　4T's评分表

评估要素	2分	1分	0分
血小板减少的数量特征	同时具备下列两者①血小板减少>50%；②最低值≥20×10⁹/L	具备下列两者之一①血小板减少30%~50%；②最低值处于10~19×10⁹/L	具备下列两者之一①血小板减少不超过30%；②最低值<10×10⁹/L
血小板计数减少的时间特征	具备下列两者之一①使用肝素5~10d；②再次接触肝素≤1d(在过去30d内曾接触肝素)	具备下列两者之一①使用肝素>10d；②使用肝素≤1d(在过去30~100d曾接触肝素)	使用肝素<5d(近期未接触肝素)
血栓形成的类型	新形成的静、动脉血栓；皮肤坏死；肝素负荷剂量后的急性全身反应	进展性或再发生的血栓形成,皮肤红斑;尚未证明的疑似血栓形成	无
其他导致血小板减少症的原因	没有	可能有	确定有

注:肝素接触的首日为0d。

　　HIT的危险因素包括肝素使用的类型和时间,患者临床情况,创伤的严重程度以及性别。不同临床情况的HIT发生率见表4-25。

表4-25 不同临床情况的 HIT 发生率一览

临床情况(最少使用肝素 4d)	HIT 发生率 /%
外科术后	
肝素,预防剂量	1~5
肝素,治疗剂量	1~5
肝素,冲洗	0.1~1
低分子肝素,预防或治疗剂量	0.1~1
心脏外科手术患者	1~3
内科患者	
肿瘤患者	1
肝素,预防或治疗剂量	0.1~1
低分子肝素,预防或治疗剂量	0.6
重症监护患者	0.4
肝素,冲洗	<0.1
产科患者	<0.1

肝素诱导性血小板减少合并血栓形成患者的抗栓策略

对于肝素诱导性血小板减少合并血栓形成(heparin-induced thrombocytopenia and thrombosis,HITT)患者,推荐使用非肝素类抗凝血药物,尤其推荐来匹卢定、阿加曲班、达那肝素,不推荐在停用 UFH 后继续使用 UFH 或 LMWH 或 VKA。具体药物品种及剂量详见表4-26、表4-27 及表4-28。

HITT 抗凝药物的选择

表4-26 HITT 患者抗凝血药物的选择策略

临床情况	药品选择策略
肾功能正常的 HITT 患者	推荐使用阿加曲班或来匹卢定或达那肝素,不推荐其他非肝素类抗凝剂
肾功能不全的 HITT 患者	推荐使用阿加曲班,而非其他非肝素类抗凝剂

HITT 抗凝血药物剂量的确定

表 4-27 HITT 患者抗凝血药物剂量确定策略

药品名称	剂量确定策略
来匹卢定	Cl<90μmol/L：每小时 ≤0.1mg/kg Cl 90~140μmol/L：每小时 0.05mg/kg Cl 140~400μmol/L：每小时 0.01mg/kg Cl>400μmol/L：每小时 0.005mg/kg 应该在达到稳定治疗目标，aPTT 为正常值的 1.5~2 倍前，每 4h 测一次 aPTT
阿加曲班	每分钟 ≤2μg/kg iv.gtt 如存在心衰、多器官衰竭、严重水肿或曾经接受过心脏手术，建议给药剂量为每分钟 0.5~1.2μg/kg，在达到稳定治疗目标，aPTT 为正常值的 1.5~3 倍前，每 2h 监测一次 aPTT
达那肝素	初始静注剂量： 体重 <60kg 1 500IU 体重 60~75kg 2 250IU 体重 75~90kg 3 000IU 体重 >90kg 3 750IU 随后剂量为 400IU/h，持续 4h；随后 300IU/h，持续 4h，随后 200IU/h，并根据抗Ⅹa水平调整剂量（抗Ⅹa 0.5~0.8IU/ml）
比伐卢定	每小时 0.15~0.20mg/kg iv.gtt；aPTT 为正常值的 1.5~2.5 倍
磺达肝癸钠	皮下注射： 体重 <50kg 5.0mg/d 体重 50~100kg 7.5mg/d 体重 >100kg 10mg/d

注：Cl，creatinine，血清肌酐浓度。

表 4-28 HITT 患者 VKA 的使用策略

临床情况	抗栓策略
高度怀疑或已确诊的 HIT	在血小板恢复前（至少 150×10^9/L），不推荐使用华法林

续表

临床情况	抗栓策略
确诊的 HIT	血小板恢复后,推荐 VKA 需与非肝素类抗凝药物桥接至少 5d,且直到 INR 达标
确诊的 HITT	VKA 或其他抗凝剂至少使用 3 个月
确诊的 HIT	VKA 或其他抗凝剂使用 4 周

对于 HIT 患者,快速给予华法林可激活机体的促凝状态,导致严重的不良事件发生,如华法林诱导的皮肤坏死及静脉肢体坏疽症。因此在临床使用期间,应严密观察,警惕恶性事件的发生。

血小板输注

对于 HIT 且血小板减少非常严重的患者,在没有出血或不需要进行高出血风险的创伤性治疗情况下,不推荐进行血小板输注,否则会增加血栓风险。

肝素诱导性血小板减少不合并血栓形成患者的管理

抗栓策略

HIT 不合并血栓形成药物选择策略见表 4-29。

表 4-29 HIT 不合并血栓形成药物选择策略

临床情况	药物选择策略
HIT 不合并血栓形成	推荐使用来匹卢定或阿加曲班或达那肝素而非使用肝素或低分子肝素或 VKA
肾功能正常的 HIT*	推荐使用阿加曲班或来匹卢定或达那肝素而非其他非肝素抗凝剂

注:肾功能不全患者及各药物的使用剂量,与 HIT 患者的使用剂量相同。

紧急心脏手术的 HIT 患者抗栓策略

紧急心脏手术的 HIT 患者抗栓策略见表 4-30。

表4-30　紧急心脏手术的 HIT 患者抗栓策略

临床情况	抗栓策略
紧急心脏手术的急性或亚急性 HIT	推荐使用比伐卢定联合抗血小板药物
非紧急心脏手术的急性 HIT	推荐延缓手术日期,直到 HIT 消失或 HIT 抗体呈阴性时再进行抗栓治疗

注:急性,血小板减少,HIT 抗体呈阳性;亚急性,血小板恢复,但 HIT 依旧呈阳性。

需行经皮冠脉介入术 HIT 患者的抗栓策略

对于需行经皮冠脉介入术(percutaneous coronary intervention, PCI)的急性或亚急性 HIT 患者,推荐使用比伐卢定或阿加曲班而非其他非肝素类抗凝剂。

肾移植合并 HIT 患者的抗栓策略

肾移植合并 HIT 患者的抗栓策略见表4-31。

表4-31　肾移植合并 HIT 患者的抗栓策略

临床情况	抗栓策略
需行肾脏移植的急性或亚急性 HIT 患者	推荐使用阿加曲班或达那肝素而非其他非肝素类抗凝剂
需行肾脏移植或导管封堵的 HIT 患者	推荐局部使用枸橼酸而非使用肝素或低分子肝素

孕妇伴发 HIT 患者的抗栓策略

妊娠人群发生 HIT 的概率比非妊娠人群低,特别是在使用低分子肝素时。但当妊娠过程中发生 HIT 时,应及时停止使用肝素,并采用非肝素类抗凝剂进行替代。妊娠并伴有急性或亚急性 HIT 的患者,推荐使用达那肝素,当达那肝素不能使用时,推荐使用来匹卢定或磺达肝癸钠。

HIT 病史患者的抗栓策略

当 HIT 病史患者拟行心脏手术时,其抗栓策略见表4-32。

对于拟行 PCI 的 HIT 病史患者,推荐使用比伐卢定或阿加曲班而非其他非肝素类抗凝剂。

表 4-32　HIT 病史患者拟行心脏手术时的抗栓策略

临床情况	抗栓策略
需行心脏手术,有 HIT 病史,HIT 抗体为阴性	推荐短疗程使用肝素而非其他非肝素抗凝剂
需行心脏手术,有 HIT 病史,HIT 抗体为阳性	采用非肝素类抗凝剂而非肝素或低分子肝素

对于其他需预防或治疗静脉或动脉血栓的 HIT 病史患者,再次使用肝素将更有可能唤醒 HIT 抗体,并发生急性 HIT。此外,有多达 25% 的患者在血小板计数下降之前,即发生血栓。因此,仅依赖于进行血小板计数监测显然不够安全。由于其他可选择的抗凝剂,如华法林、达那肝素、磺达肝癸钠、新型口服抗凝剂 NOACs 等,预防血栓形成的疗效及安全性已很明确,因此,在药物选择时,应尽量避免再次使用 UFH 或 LMWH。

对于存在急性血栓且肾功能正常的 HIT 病史患者,推荐足量使用磺达肝癸钠并与 VKA 进行桥接直至 INR 达标。

📖 案例

案例	
基本资料	男,30 岁,身高 175cm,体重 55kg
主诉	右下肢肿胀 6d,双下肢肿胀伴干咳、咳血、憋气 1d
现病史	患者 6d 前无明显诱因出现右下肢可凹性水肿,伴腓肠肌疼痛,不伴发热、干咳等症状,当地医院双下肢彩超示:右下肢股静脉、股深静脉血栓形成,左下肢深静脉畅通,随即采用依诺肝素治疗。但出院当天早晨,突发双下肢可凹性水肿,张力增高,右下肢肿胀、疼痛明显,并出现干咳、咳血、憋气等症状

续表

案例	
既往史	否认既往病史
检查	血压 80/50mmHg,心率 110 次 /min;皮肤颜色紫红;血小板 26×10^9/L 个,复查血涂片示血小板数量明显下降;氧分压 75mmHg,氧饱和度 90%,二氧化碳分压 30mmHg;Scr 106μmol/L;aPTT 45.4s,PT 12.5s;双下肢及下腔静脉 CT 和肺动脉 CT 示:双侧髂、股、胴静脉血栓形成,下腔静脉血栓形成,左下肺外段、后段肺栓塞
既往用药史	否认既往用药史
诊断	肝素诱导的血小板减少合并血栓形成
治疗过程	急诊给予吸氧、镇静、镇痛、补液以维持循环、稳定呼吸的同时,应用阿加曲班静脉泵入,剂量为每分钟 0.6μg/kg,抗凝治疗目标:维持 aPTT 于正常 1.5 倍水平;排查高凝因素后排除了免疫系统疾病或易栓症造成的高凝状态;行下腔静脉、右股静脉切开取栓;入院 5d,血小板缓慢回升至正常水平 137×10^9/L 个。取栓术后 5d 开始重叠华法林治疗,当监测 INR 连续 2d 大于 2.0 后,停用阿加曲班抗凝,患者顺利出院。出院后继续用华法林抗凝治疗半年

Question1 患者确诊为 HIT 后，使用阿加曲班抗凝是否合理？

患者入院诊断为 HIT 合并血栓形成,根据本书"血栓性疾病抗栓防治策略检索图"中"特殊时期→HIT→合并血栓形成→HITT 患者抗凝药物的选择策略(表 4-26)及抗凝药物剂量确定策略(表 4-27)"推荐,本例患者应用阿加曲班进行抗凝治疗,以每分钟 0.6μg/kg 起始剂量泵入,此后根据 aPTT 调整剂量,aPTT 应为正常值的 1.5~3.0 倍。此时抗凝治疗需维持至血小板恢复正常水平,因此案例中所采用的治疗方案是合理的。HIT 虽然引起血小板下降,但与其他原因引起的血小板下降不同,再发新生血栓的风险极高,而很少引起出血,因此治疗应以抗凝治疗为主。

HIT 的发生机制是由于血小板和肝素形成了抗原抗体复合物,并诱发机体产生抗体,进而造成更大量的血小板破坏和消耗,因此产生了更多的血小板聚集,最终导致广泛血栓形成。此类患者应用肝素会促进抗原抗体反应,加剧血栓形成,因此应立即停用肝素类药物,改为非肝素类抗凝药物,可应用的药物包括:直接凝血酶抑制剂(阿加曲班、水蛭素)、Xa 因子抑制剂(磺达肝癸钠)等。这两类抗凝药物直接抑制凝血过程的终末阶段,和肝素无交叉免疫反应,所以可以用于 HIT 患者的替代抗凝治疗。

Question2 对于该类患者何时启用华法林治疗,治疗多长时间?

患者入院诊断为肝素诱导的血小板减少症合并血栓形成,根据本书"血栓性疾病抗栓防治策略检索图"中"特殊时期→ HIT → HIT 患者 VKA 的使用策略(表 4-28)"推荐,对于HITT 患者,应当在血小板计数恢复正常后再启用 VKA 治疗,且在使用 VKA 的前 5d 需与非肝素抗凝药物进行桥接,当 INR 达标后,继续使用 VKA 治疗至少 3 个月。对于该患者而言,在阿加曲班使用后,血小板计数恢复正常,且在 INR 达标后,继续使用华法林直至出院后半年。

参考文献

[1] SALEM D N, O'GARA P T, MADIAS C, et al. Valvular and structural heart disease: American college of chest physicians evidence-based clinical practice guidelines (8th ed). Chest, 2008, 133(6): 593S-629S.

[2] AVIERINOS J F, BROWN R D, FOLEY D A, et al. Cerebral ischemic events after diagnosis of mitral valve prolapse: a community-based study of incidence and predictive factors. Stroke, 2003, 34(6): 1339-1344.

[3] KRONZON I, TUNICK P A. Aortic Atherosclerotic Disease and Stroke. Circulation, 2006, 114(1): 63-75.

[4] COLLI A, VERHOYE J P, LEGUERRIER A, et al. Anticoagulation or

antiplatelet therapy of bioprosthetic heart valves recipients: an unresolved issue. European Journal of Cardio-Thoracic Surgery, 2007, 31(4): 573-577.

[5] DAS M, TWOMEY D, KHADDOUR A A, et al. Is thrombolysis or surgery the best option for acute prosthetic valve thrombosis. Interactive Cardiovascular and Thoracic Surgery, 2007, 6(6): 806-811.

(严思敏)

附　录

附录 1　华法林的剂量调整策略

给药原则

首次剂量

体重≤70kg 的患者,3mg/d 口服;体重>70kg 的患者,4.5mg/d 口服;恶病质患者,1.5mg/d 口服。

维持剂量

一般情况下,24h 后(第 2 剂)仍按首次剂量给药,每日监测 INR,自 48h 即第 3 剂起根据 INR 调整剂量。

住院患者华法林治疗方案

住院患者华法林初始抗栓策略

住院患者华法林初始抗栓策略及一周后华法林维持治疗方案调整表见附表 1-1 及附表 1-2。

附表 1-1　住院患者华法林初始抗栓策略

天数 /d	患者情况	华法林剂量
1	曾经使用过华法林进行治疗且近期健康状况无变化	如果 INR 在目标范围内,重新使用之前的剂量
	无高危情况	3~4.5mg

天数 /d	患者情况	华法林剂量
1	存在下列高危情况 　年龄 >60 岁 　营养状况不良或者身体质量指数过低 　充血性心力衰竭 　肝脏疾病（Child-Pugh 评级 B/C） 　正在服用已知会增强华法林药效或出血风险的药物 　近期进行过大手术或存在较高的出血风险	≤3mg
2	—	继续第 1 天初始剂量
3	INR<1.5	3~6mg
	INR 1.5~1.9	1.5~3mg
	INR 2.0~3.0	0~3mg
	INR>3.0	0
4	INR<1.5	6mg
	INR 1.5~1.9	3~4.5mg
	INR 2.0~3.0	0~3mg
	INR>3.0	0
5	INR<1.5	6mg
	INR 1.5~1.9	4.5~6mg
	INR 2.0~3.0	0~3mg
	INR>3.0	0
6	INR<1.5	4.5~7.5mg
	INR 1.5~1.9	3~6mg
	INR 2.0~3.0	0~4.5mg
	INR>3.0	0

附表 1-2　一周后华法林维持治疗方案调整表

INR	华法林剂量
<1.5	每周剂量增加 10%~20%
1.5 ≤ INR<2.0	每周剂量增加 10%~15%
2.0 ≤ INR<3.0	继续当前剂量
3.0 ≤ INR<4.0	暂停 1~2 次,每周剂量减少 5%~15%
4.0 ≤ INR<5.0	暂停 2~3 次,每周剂量减少 15%~25%
5.0 ≤ INR<9.0	暂停 3 次,每周剂量减少 25%~50%,如果考虑出血风险可以给予口服维生素 K_1 1~2.5mg
≥ 9.0	暂停并给予口服维生素 K_1 2.5~5mg,INR 恢复至 2.0~3.0 时重启华法林治疗,并每周剂量较前减少 50% 以上

门诊患者华法林治疗方案

门诊患者华法林治疗初始方案

门诊患者华法林治疗初始方案确定表附表 1-3。

附表 1-3　门诊患者华法林治疗初始方案确定表

天数 /d	1	2	3	4 及以后
剂量 /mg	2~5	2~5	2~5	2~5
处置			监测 INR	监测 INR

老年及身体衰弱的患者所需华法林剂量通常较低,如 2~3mg。

门诊患者 INR 监测频率

服用华法林第 3d 之后开始监测 INR,并以 INR 为参考调整随后的华法林用药剂量。在用药后第 1 周监测 3~4 次 INR 并调整剂量,第 2 周监测 2 次并调整剂量,然后每周监测 1 次并调整剂量直至稳定,稳定后每月监测 1 次 INR,监测周期最长可至每 3 个月 1 次,但对于存在栓塞或出血高危因素的患者及老年患者建议监测周期不超过 1 个月。

长期服用华法林时达到目标剂量的调整方法

长期服用华法林时达到目标剂量的调整方案见附表 1-4。

附表 1-4　长期服用华法林时达到目标剂量的调整方案

INR	调整方法
≥ 9.0	停用,联系患者进行进一步检查
5.0 ≤ INR<9.0	停用 2~3 次,如考虑出血风险可给予口服维生素 K_1 1~2.5mg,而后复查凝血,INR 恢复至 2.0~3.0 时重启华法林治疗,并每周剂量较前减少 25%~50%
3.0 ≤ INR<5.0	停用 2 次,每周剂量减少 10%~25%,在 1 周内复查 INR
2.0 ≤ INR<3.0	无须调整
1.5 ≤ INR<2.0	每周剂量增加 10%~25%,在 1 周内复查 INR
<1.5	每周剂量增加 25%~50%,在 1 周内复查 INR

（徐　航）

附录 2　抗栓相关速查表格

附表 2-1　常见抗血小板药物的药动学参数比较

药品名称	生物利用度 /%	达峰时间 /min	前体药	蛋白结合率 /%	分布容积	代谢	肾脏清除	半衰期 /h
阿司匹林	100	10~20	否	65~90	170ml/kg	肝脏	大部分	15~20
氯吡格雷	50	60	是	94~98	460L	肝脏	50%	8
双嘧达莫	27~66	75	否	99	92L	肝脏	5%	2~3
替格瑞洛	36	90	否	99	87.5L	肝脏	26%	7
西洛他唑	90	180	否	95	—	肝脏	42.7%	11~13

(邵腾飞)

附表 2-2　常见低分子肝素及磺达肝癸钠的药动学参数比较

药品名称	生物利用度 /%	达峰时间 /h	分布容积 /L	代谢	肾脏清除 /%	血浆半衰期 /h
那屈肝素钙	100	3	6~7	肝脏	—	3.5
依诺肝素钠	100	3~4	5	肝脏	40	4
磺达肝癸钠	100	2	7~11	肝脏	64~77	17
低分子量肝素钠	95	3	—	肝脏	—	3

(邵腾飞)

附表 2-3　常见非维生素 K 拮抗剂口服抗凝血药物的药动学参数比较

药品名称	生物利用度 /%	达峰时间 /h	食物对吸收的影响	前体药	蛋白结合率 /%	分布容积 /L	代谢	肾脏清除 /%	半衰期 /h
达比加群酯	3~7	2	无	是	34~35	60~70	—	80	12~17
利伐沙班	66	2~4	增加 39%	否	92~95	50	肝脏	35	6~9 11~13（老年人）
阿哌沙班	50	1~4	无	否	87	21	肝脏	27	12
依度沙班	62	2~4	增加 6%~22%	否	31	40~50	肝脏	50	9~11

（邵腾飞）

附表 2-4　常见溶栓药物的药动学参数比较

药品名称	生物利用度/%	峰效应时间/min	代谢	清除	血浆半衰期/min	血浆清除率/(ml/min)	排泄
阿替普酶	100	60	肝脏	肾脏	4~5	550~680	—
瑞替普酶	100	30~90	肝脏	肾脏	13~16	250~450	尿液
尿激酶	100	—	肝脏	—	≤20	—	胆汁和尿液（少数）
链激酶	100	—	肝脏	循环抗体和网状内皮系统	18~83	—	胆道

(邵腾飞)

附表 2-5　常用抗凝血药物对抗凝指标的影响

药品名称	凝血酶原时间（PT）	国际化标准比值（INR）	凝血酶时间（TT）	活化部分凝血活酶时间（aPTT）
肝素	—	—	—	—
低分子肝素	—	—	—	+
华法林	+	+	—	—
达比加群酯	—	—	+	+
利伐沙班	+	+	+	+

(蒋陈晓)

注：+ 表示延长，- 表示无影响。

203

附表 2-6　非维生素 K 拮抗剂口服抗凝血药物临床适应证

适应证	达比加群酯	利伐沙班	阿哌沙班	依度沙班
心房颤动体循环栓塞预防	√	√	√	√
静脉血栓栓塞症治疗	√	√	√	√
深静脉血栓预防	×	√	√	√
人工心脏瓣膜抗凝	×	×	×	×
高凝状态治疗	×	×	×	×
心肌梗死后卒中及体循环栓塞预防	×	×	×	×
左心辅助装置抗凝	×	×	×	×
PCI 术后抗凝	×	×	×	×
孕妇	谨慎使用	谨慎使用	—	—
老年人	65 岁以上可能需要调整剂量	65 岁以上可能需要调整剂量	—	—
儿童及青少年	—	—	—	—

注:√ 表示有适应证, × 表示无适应证。

（蒋陈晓）

附表 2-7 抗血小板药物的禁忌证

禁忌证	阿司匹林	噻氯匹定	氯吡格雷	替格瑞洛	依替巴肽	替罗非班	双嘧达莫	西洛他唑
胃肠溃疡，胃炎	×							
严重高血压		×	×		×			
血小板减少		×				×		
颅内肿瘤，动静脉畸形或动脉瘤				×		×		
过敏	×	×	×	×	×	×	×	×
急性 / 严重肝功能损伤	×	×	×	×	×			
急性 / 严重肾功能损伤，透析	×				×			
出血体质	×	×			×			×
严重心功能衰竭	×							×
活动性出血	×	×	×		×	×		×
近期颅内出血病史				×	×	×		
近期较大手术史 / 外伤史					×			

注：× 表示存在禁忌。

（苏 适）

附表2-8　抗凝药物的禁忌证

禁忌证	肝素	低分子量肝素	磺达肝癸钠	利伐沙班	比伐卢定	阿哌沙班	阿加曲班	达比加群酯	华法林
胃肠溃疡,胃炎	×			×				×	×
严重高血压		×							×
血小板减少	×	×					×		
颅内肿瘤、动静脉畸形或动脉瘤								×	×
过敏	×	×	×	×	×	×	×	×	×
急性/严重肝功能损伤	×			×			×	×	×
急性/严重肾功能损伤,透析		×	×		×	×		×	
妊娠和/或哺乳期妇女		×	×	×				×	×
出血体质	×								×
活动性出血		×	×	×	×	×	×	×	×

续表

禁忌证	肝素	低分子量肝素	磺达肝癸钠	利伐沙班	阿哌沙班	比伐卢定	阿加曲班	达比加群酯	华法林
近期颅内出血病史		×						×	×
细菌性心内膜炎			×						×
脑栓塞/严重脑梗死								×	
机械人工瓣膜								×	
跌倒倾向									×
肿瘤									×
痴呆/精神病/酗酒等无法按医嘱服药患者									×

注:×表示存在禁忌。

（苏 适）

附表 2-9　溶栓药物的禁忌证

禁忌证	链激酶	尿激酶	阿替普酶	瑞替普酶
胃肠溃疡，胃炎	×			
严重高血压	×	×	×	×
颅内肿瘤、动静脉畸形或动脉瘤		×	×	×
过敏	×			
急性/严重肝功能损伤	×		×	
急性/严重肾功能损伤、透析	×			
妊娠和/或哺乳期妇女	×	×		
出血体质	×	×	×	×
活动性出血		×	×	×
近期颅内出血病史	×	×	×	×

续表

禁忌证	链激酶	尿激酶	阿替普酶	瑞替普酶
近期较大手术史/外伤史	×	×	×	×
细菌性心内膜炎		×	×	
主动脉夹层动脉瘤	×			
二尖瓣狭窄合并房颤伴左房血栓	×			
脑梗病史		×		×
口服抗凝血药物			×	
急性胰腺炎			×	
出血倾向的肿瘤			×	

注：× 表示存在禁忌。

（苏　适）

附表 2-10　常用抗血小板药物的药物相互作用

合并用药	阿司匹林	噻氯匹定	氯吡格雷	替格瑞洛	依替巴肽	替罗非班	双嘧达莫	西洛他唑
非甾体抗炎药	胃肠毒性增加				出血风险增加		调整阿司匹林剂量	
茶碱		茶碱清除减少						
地高辛	增加地高辛血药浓度	降低地高辛血药浓度		影响地高辛疗效和安全				
环孢素	降低环孢素浓度			增加环孢素浓度				
酮康唑				配伍禁忌				作用增强
他汀类药物				增加他汀血药浓度				
利福平				配伍禁忌				
质子泵抑制剂	降低生物利用度							
呋塞米						配伍禁忌		作用增强

续表

合并用药	阿司匹林	噻氯匹定	氯吡格雷	替格瑞洛	依替巴肽	替罗非班	双嘧达莫	西洛他唑
CYP3A4 强抑制剂				避免合用				作用增强
CYP3A4 强诱导剂				避免合用				
甲氨蝶呤	增加甲氨蝶呤毒性							
布洛芬	降低阿司匹林疗效							
抗凝药物	增加出血风险		增加出血风险		增加出血风险	增加出血风险		增加出血风险
抗痛风药物	降低促尿酸排泄作用							
降糖药物	增加降糖效果							

续表

合并用药	阿司匹林	噻氯匹定	氯吡格雷	替格瑞洛	依替巴肽	替罗非班	双嘧达莫	西洛他唑
糖皮质激素类药物	减少水杨酸浓度							
血管紧张素转化酶抑制剂	降低降压效果							
丙戊酸	增加丙戊酸毒性							
乙醇	增加胃肠道损害,延长出血							
CYP2C19抑制剂			不推荐合用					作用增强
5-羟色胺再摄取抑制剂			可能存在相互作用					

(邵腾飞)

212

附表 2-11　常用抗凝血药物（除华法林）的药物相互作用

合并用药	肝素	低分子量肝素	磺达肝癸钠	利伐沙班	阿哌沙班	比伐卢定	阿加曲班	达比加群酯
非甾体抗炎药	增加出血风险			增加出血风险	增加出血风险			增加出血风险
低分子量肝素		增加出血风险						
抗菌药物	配伍禁忌							
CYP3A4 强抑制剂				增加出血风险	增加出血风险			增加出血风险
CYP3A4 强诱导剂				疗效降低	疗效降低			
P-gp 强抑制剂				增加出血风险	增加出血风险			增加出血风险
P-gp 诱导剂								疗效降低
抗栓药物	增加出血风险	增加出血风险		增加出血风险	增加出血风险	增加出血风险	增加出血风险	

续表

合并用药	肝素	低分子量肝素	磺达肝癸纳	利伐沙班	阿哌沙班	比伐卢定	阿加曲班	达比加群酯
降糖药物	增强胰岛素作用							
糖皮质激素类药物		增加出血风险						
5-羟色胺再摄取抑制剂								增加出血风险
碳酸氢钠、乳酸钠	作用增强							
甲巯咪唑、丙硫氧嘧啶	协同							

（邵腾飞）

附表 2-12　华法林与其他药物相互作用

影响结果	药品名称
增强药效	环丙沙星、复方磺胺甲噁唑、红霉素、氟康唑、异烟肼、甲硝唑、咪康唑凝胶、咪康唑阴道栓、伏立康唑、阿莫西林、阿莫西林/克拉维酸钾、阿奇霉素、兑拉霉素、伊曲康唑、左氧氟沙星、利多那韦、四环素、氨甲环酸洗剂、氯霉素、加替沙星、萘啶酸、诺氟沙星、氧氟沙星、沙奎那韦、特比萘芬、胺碘酮、氯贝丁酯、地尔硫䓬、非诺贝特、普罗帕酮、普萘洛尔、磺吡胺、昔非罗齐、美托拉宗、美托拉宗、吡罗昔康、对乙酰氨基酚、阿司匹林、奎尼丁、罗匹尼罗、辛伐他汀、丙吡胺、昔非罗齐、美托拉宗、美托拉宗、保泰松、吡罗昔康、对乙酰氨基酚、塞来昔布、右丙氧吩、干扰素、曲马多、吲哚美辛、来氟米特、丙氧芬、罗非昔布、舒林酸、托美汀、美美拉唑、奥美拉唑、合成代谢类固醇、西咪替丁、氟伏沙明、水合氯醛、来安英（先增强后抑制的双相作用）、甲腈咪胍、奥美拉唑、合成代谢类固醇、左旋咪唑、氟尿嘧啶、曲妥珠他汀、紫杉醇、他莫昔芬、托特罗定、阿卡波糖、环磷酰胺、甲氨蝶呤、达托霉素、达那唑、异环磷酰胺、曲妥珠单抗
	中草药：银杏（银杏叶）、大蒜、当归、木瓜、丹参、博尔多、葫芦巴、龟苓膏、枸杞
减弱药效	灰黄霉素、奈夫西林、利巴韦林、利福平、双氯西林、利托那韦、特比萘芬、消胆胺、波生坦、替米沙坦、美沙拉嗪、巯唑嘌呤、抑巯基嘌呤、巴比妥类、卡马西平、氯氮䓬、含大量维生素 K 的肠道营养剂、环孢素、芳香维甲酸、辅酶 Q$_{10}$
	中草药：人参、贯叶连翘

（邵腾飞）

附表 2-13　常用抗凝药物间的互相转换

原来药物	转化后药物	抗凝转换策略
华法林	肝素类药物（皮下或静脉）	停用华法林,立即启用肝素类药物
	达比加群酯	当 INR<2.0 时立即给予达比加群酯
	利伐沙班	停用华法林,当 INR ≤ 2.5（VTE 患者）或 INR ≤ 3.0（非瓣膜病心房颤动患者）时启用利伐沙班
达比加群酯	肝素类药物（皮下或静脉）	在达比加群酯末次给药 12h 后启用肝素类药物
	华法林	Ccr ≥50ml/min 时,停用达比加群酯前 3d 开始给予华法林; 30ml/min<Ccr<50ml/min 时,停用达比加群酯前 2d 给予华法林
	利伐沙班	在预计停用下一剂达比加群酯时启用利伐沙班
利伐沙班	肝素类药物（皮下或静脉）	在预计停用下一剂利伐沙班时启用肝素类药物
	华法林	利伐沙班与华法林合用至 INR 达到 2.0 以上时,停用利伐沙班
	达比加群酯	在预计停用的下一剂利伐沙班时启用达比加群酯
肝素类药物	华法林	肝素类药物与华法林重叠应用,当 INR 达到目标范围 2.0~3.0 并持续 2 天以上时,停用肝素类药物
静脉UFH	达比加群酯	在停用 UFH 时启用达比加群酯
LMWH	达比加群酯	在下一剂 LMWH 治疗前 2h 内启用达比加群酯
静脉UFH	利伐沙班	在停药时启用利伐沙班
LMWH	利伐沙班	在预计停用的下一剂 LMWH 前 0~2h 启用利伐沙班

注:在慢性肾脏疾病患者中新型口服抗凝药半衰期延长,需要延迟给药。

（蒋陈晓）

附表 2-14　肝、肾功能不全时抗栓药物应用

药物	CKD 患者用药剂量	肝功能不全患者用药剂量
华法林	初始剂量宜小，监测 INR	初始剂量宜小，严重肝功能不全及肝硬化禁忌
依诺肝素钠	eGFR>30ml/(min·1.73m²),无须调整; eGFR 15~30ml/(min·1.73m²),剂量减半; eGFR<15ml/(min·1.73m²),不推荐	重度肝功能障碍慎用
那屈肝素钙	eGFR>50ml/(min·1.73m²),无须调整; eGFR 30~50ml/(min·1.73m²),剂量减半; eGFR<30ml/(min·1.73m²),不推荐	重度肝功能障碍禁用
磺达肝癸钠	eGFR≥20ml/(min·1.73m²),无须调整; eGFR<20ml/(min·1.73m²),禁用	重度肝功能障碍慎用
比伐卢定	eGFR≥30ml/(min·1.73m²),无须调整; eGFR<30ml/(min·1.73m²),负荷 0.75mg/kg 静脉注射，维持 1.0mg/(kg·h) 静脉滴注	无须调整
达比加群酯	eGFR≥50ml/(min·1.73m²),无须调整; eGFR 30~50ml/(min·1.73m²),110mg b.i.d.; eGFR<30ml/(min·1.73m²),禁忌	有预期会影响存活时间的肝功能不全或病患者禁用，重度肝损害患者 (Child-Pugh C) 禁用
利伐沙班	预防 VTE 和治疗 DVT eGFR≥30ml/(min·1.73m²),无须调整; eGFR<30ml/(min·1.73m²),禁忌;	禁用于伴有凝血异常和临床相关出血风险的肝病患者，包括:肝损害达到 Child-Pugh B 和 C 级的肝硬化患者

续表

药物		CKD 患者用药剂量	肝功能不全用药剂量
利伐沙班	预防非瓣膜性房颤栓塞		
		eGFR ≥ 50ml/ (min · 1.73m²)，无须调整；	禁用于伴有凝血异常和临床相关出血风险的肝病患者，
		eGFR 15~49ml/ (min · 1.73m²)，15mg q.d.；	包括：达到 Child-Paugh B 和 C 级的肝硬化患者
		eGFR<15ml/ (min · 1.73m²)，禁忌	
阿哌沙班		eGFR ≥ 15ml/ (min · 1.73m²)，无须调整；	禁用于伴有凝血异常和临床相关出血风险的肝病患者，
		eGFR<15ml/ (min · 1.73m²)，禁忌	重度肝损害患者 (Child-Pugh C) 禁用
阿司匹林	无须调整		无须调整
氯吡格雷		eGFR ≥ 15ml/ (min · 1.73m²)，无须调整	无须调整，慎用
		eGFR<15ml/ (min · 1.73m²)，仅用于有选择性指	
		征（如预防支架血栓）	
替格瑞洛		eGFR≥15ml/ (min · 1.73m²)，无须调整	轻度肝功能损害无须调整，
		eGFR<15ml/ (min · 1.73m²)，不推荐	中重度肝功能损害禁忌
替罗非班		eGFR ≥ 30ml/ (min · 1.73m²)，无须调整；	无须调整
		eGFR<30ml/ (min · 1.73m²)，剂量减半	
西洛他唑	严重肾功能不全慎用		重度肝功能障碍慎用

（杨　贤）

附表2-15　特殊人群的抗血小板药物使用

特殊人群	阿司匹林	氯吡格雷	替格瑞洛	双嘧达莫	替罗非班
肝功能不全者	严重肝功能不全者禁用，肝功能不全者应使用应密切监测肝功能和出血倾向	肝功能不全者无须调整剂量	轻度肝功能不全者无须调整剂量，中重度禁用	—	轻中度肝功能不全者无须调整剂量
肾功能不全者	严重肾功能不全者禁用	肾功能不全者无须调整剂量	肾功能不全者无须调整剂量	—	对于严重肾功能不全的患者，剂量应减少50%
妊娠期/哺乳期妇女	妊娠前3个月慎用，中晚期可服用小剂量(50mg/d)；停止哺乳	妊娠期慎用；停止哺乳	引发胎儿畸形，妊娠期禁用；停止哺乳	妊娠期慎用；停止哺乳	妊娠期慎用；停止哺乳
高龄患者	进行获益与风险评估，对于冠心病诊断明确的患者，除非有明确禁忌证，否则应给予抗血小板治疗				
血小板减少患者	应明确导致血小板减少的基础疾病并加以治疗，如需要抗血小板治疗，严密监测出血倾向和血小板计数，血小板低于 50×10^9/L 时禁用				
消化道出血患者	在出血急性期暂时停用抗血小板药物，经过治疗观察不到再出血症状，3~7d后恢复抗血小板治疗				

注：严重肾功能不全者 Ccr<30ml/min。

（苏　适）

附表 2-16　常见食物中维生素 K 含量

食物名称	VK₁/(μg/100g)	VK₂(MK-4)/ (μg/100g)	VK₂(MK-7)/ (μg/100g)
谷类			
白米	0.3		
糙米	0.1		
熟白米	0.2		
熟糙米	0.01		
豆制品			
豆腐	12	0.2	
纳豆	45	2	939
豆豉	50		796
蔬菜			
四季豆	57		
豌豆	49		
卷心菜(生)	127	1	
卷心菜(熟)	180	0.4	
黄瓜(生)	64		
小油菜(生)	319		
小油菜(熟)	425		
苏子(生)	1 007		
茼蒿(生)	230		
茼蒿(熟)	627	3	
西蓝花(生)	280		
西蓝花(熟)	498		
菠菜(生)	498		
菠菜(熟)	525		
黑绿豆芽(生)	20	0.6	
黑绿豆芽(熟)	22	0.4	
生菜(生)	78		
红叶生菜(生)	166		
羽衣甘蓝	440		

食物名称	VK₁/(μg/100g)	VK₂(MK-4)/(μg/100g)	VK₂(MK-7)/(μg/100g)
藻类			
烤/调味紫菜(干)	413		
羊栖菜(干)	175		
裙带菜(干)	1 293		
鱼和贝类			
金枪鱼(生)	0.3	0.6	
鲭鱼(生)	1	1	
肉类			
牛肉(生)	0.6	15	
猪肉(生)		6	
鸡肉(生)		27	
蛋类			
整鸡蛋(生)	0.6	7	
鸡蛋白(生)		1	
鸡蛋黄(生)	7	64	
奶和奶制品			
全奶	1	2	
奶油	1	8	
酸奶	0.3	1	0.1
奶酪	2	5	0.3
油类脂类			
橄榄油	63	0.4	
豆油	234		
植物油	164		1
菜籽油	92		3
棉花籽油	60		
牛油	1	4	
黄油	2	21	0.1
人造黄油	67	0.3	

续表

食物名称	VK$_1$/(μg/100g)	VK$_2$(MK-4)/ (μg/100g)	VK$_2$(MK-7)/ (μg/100g)
饮料			
抹茶	3 049		
天然茶叶(茶叶)	1 876		
天然茶叶(已浸泡)	0.1		
黑茶(茶叶)	1 036		
黑茶(已浸泡)	0.1		
调味品			
蛋黄酱(整蛋型)	197	17	
蛋黄酱(蛋黄型)	189	38	
咖喱	93	1	6

(苏 适)

缩略词表

英文缩写	英文全称	中文名称
5-HT	5-hydroxytryptamine	5-羟色胺
α_2-AP	α_2-antiplasmin	α_2-抗纤溶酶
ABCB1	ATP-binding cassette subfamily member 1	ATP结合盒亚家族B成员1
AC	anticoagulation clinic	抗凝门诊
ACA	anticardiolipin antibody	抗心磷脂抗体
ACS	acute coronary syndrome	急性冠状动脉综合征
ACT	activated clotting time of whole blood	激活全血凝固时间
ADP	adenosine diphosphate	二磷酸腺苷
AIS	acute ischemic stroke	急性缺血性脑卒中
AMI	acute myocardial infarction	急性心肌梗死
APC	activated protein C	活化的蛋白C
Apo E	apolipoprotein E	载脂蛋白E
APS	antiphospholipid syndrome	抗磷脂综合征
aPTT	activated partial thromboplastin time	活化部分凝血活酶时间
AR	aspirin resistance	阿司匹林抵抗
ASA	acetylsalicylic acid	阿司匹林
AT-Ⅲ	antithrombin-Ⅲ	抗凝血酶Ⅲ
AVP	aortic valve prolapse	心脏主动脉瓣修复
AVR	aortic valve replacement	心脏主动脉瓣置换
BCPS	bidirectional pulmonary shunt	双向腔肺分流术
BMI	body massIndex	身体质量指数
BMS	bare metal stent	裸金属支架
BRS	bioresorbable vascular scaffold	生物可吸收支架

续表

英文缩写	英文全称	中文名称
CABG	coronary artery bypass graft	冠状动脉旁路移植术
CAD	coronary artery disease	冠状动脉疾病
cAMP	cyclic adenosine monophosphate	环磷酸腺苷
CAS	carotid angioplasty and stenting	颈动脉支架植入术
CEA	carotid endarterectomy	颈动脉内膜剥脱术
CES1	carboxylesterase 1	羧酸酯酶 1
cGMP	cyclic guanosine monophosphate	环磷酸鸟苷
CHF	congestive heart failure	充血性心力衰竭
CKD	chronic kidney disease	慢性肾脏病
COX-1	cycloxygenase-1	环氧化酶 -1
COX-2	cycloxygenase-2	环氧化酶 -2
CRRT	continuous renal replacement therapy	连续肾脏替代治疗
CSVT	cerebral venous sinus thrombosis	脑静脉窦血栓
CT	clotting time	凝血时间
CVAD	central vascular access device	中心静脉置管
CVST	cerebral venous and sinus thrombosis	脑静脉窦血栓形成
CYP2C19	cytochrome 2C19	细胞色素 P4502C19 亚族
CYP2C9	cytochrome 2C9	细胞色素 P4502C9 亚族
CYP3A4	cytochrome 3A4	细胞色素 P4503A4 亚族
CYP450	cytochrome P450	细胞色素 P450
CYP4F2	cytochrome 4F2	细胞色素 P4504F2 亚族
DAPT	dual anti platelet therapy	双联抗血小板治疗
DES	drug-eluting stent	药物洗脱支架
DIC	disseminated intravascular coagulation	弥散性血管内凝血
DVT	deep vein thrombosis	深静脉血栓形成
ECMO	extracorporeal membrane oxygenation	体外膜肺氧合
EPHX1	epoxide hydrolase 1	环氧化物水解酶 1
FDP	fibrin degradation products	纤维蛋白降解产物
FG	fibrinogen	纤维蛋白原
GCS	graduated compression stockings	分级加压弹力袜

英文缩写	英文全称	中文名称
GPⅠb	platelet membrane glycoprotein Ⅰb	血小板膜糖蛋白Ⅰb
GPⅡb/Ⅲa	platelet membrane glycoprotein Ⅱb/Ⅲa	血小板膜糖蛋白Ⅱb/Ⅲa
GWAS	genome-wide association study	全基因组关联分析
HIT	heparin-induced thrombocytopenia	肝素诱导性血小板减少症
HIV	human immundefic-iency virus	人类免疫缺陷病毒
HK	high molecular weight kininogen	高分子量激肽原
HRG	histidine-rich glycoprotein	富含组氨酸糖蛋白基因
ICU	intensive care unit	重症监护病房
INR	international normalized ratio	国际标准化比值
IPC	intermittent pneumatic compression	间歇充气加压泵
ISI	international sensitivity index	国际敏感指数
KNG1	kininogen 1	激肽原1
LA	1upus anticoagulant	狼疮抗凝物
LDUH	low-dose unfractionated heparin	低剂量肝素
LK	low molecular weight kininogen	低分子量激肽原
LMWH	low molecular weight heparin	低分子量肝素
MDR1	multi drug resistance gene 1	多药耐药基因1
MTHFR	5,10-methylenetetrahydrofolate reductase	亚甲基化四氢叶酸还原酶
MVP	aortic valve prolapse	心脏二尖瓣修复
MVR	aortic valve replacement	心脏二尖瓣置换
NOACs	non-vitamin K antagonist oral anticoagulants	非维生素K拮抗剂口服抗凝血药物
NS	normal saline	生理盐水
NS	nephrotic syndrome	肾病综合征
NSTEACS	non-ST elevation acute coronary syndrome	非ST段抬高型急性冠脉综合征
OACs	oral anticoagulants	口服抗凝血药物
PAD	peripheral arterial disease	周围动脉疾病

英文缩写	英文全称	中文名称
PAI	plasminogen activator inhibitor	纤溶酶原激活物抑制物
PBMV	percutaneous balloon mitral valvuloplasty	经皮二尖瓣球囊成形术
PC	protein C	蛋白 C
PCI	percutaneous coronary intervention	经皮冠脉介入术
PDE	phosphodiesterase	磷酸二酯酶
PE	pulmonary embolism	肺栓塞
PF3	platelet factor 3	血小板第三因子
PFO	patent foramen ovale	卵圆孔未闭
P-gp	P-glycoprotein	P- 糖蛋白
PLA	platelet antigen	血小板抗原
PON 1	paraoxonase 1	对氧磷酶 1
PS	protein S	蛋白 S
PT	prothrombin time	凝血酶原时间
PTA	percutaneous transluminal angioplasty	经皮血管成形术
PTE	pulmonary thromboembolism	肺血栓栓塞
PTS	postthrombotic syndrome	血栓后综合征
PVT	prosthetic valve thrombosis	人工瓣膜血栓形成
RVT	renal venous thrombosis	肾静脉血栓形成
rt-PA	recombinant human tissue-type plasminogen activator	重组人组织型纤溶酶原激活物
RVT	renal vein thrombosis	肾静脉血栓
SERPINC1	serpin peptidase inhibitor, clade C1	丝氨酸肽酶抑制剂 C1
STEMI	ST-segment elevation myocardial infarction	ST 段抬高型心肌梗死
TAFI	thrombin activatable fibrinolysis inhibitor	凝血酶活化纤溶抑制物

英文缩写	英文全称	中文名称
TEE	transesophageal echocardiography	经食道超声心动图
TFPI	tissue factor pathway inhibitor	组织因子途径抑制物
TIA	transient ischemic attack	短暂性脑缺血发作
TM	thrombomodulin	凝血调节蛋白
TP	thromboxane prostanoid	血栓素
t-PA	tissue-type plasminogen activator	组织型纤溶酶原激活物
TPN	total parenteral nutrition	全胃肠外营养
TT	thrombin time	凝血酶时间
TTP	thrombotic thnmbocy-topenic purpura	血栓性血小板减少性紫癜
TTR	time in therapeutic range	治疗范围内的时间百分比
TVP	tricuspid valve prolapse	心脏三尖瓣修复
TVR	tricuspid valve replacement	心脏三尖瓣置换
TXA_2	thromboxaneA_2	血栓烷素 A_2
UA	unstable angina pectoris	不稳定型心绞痛
UEDVT	upper extremity deep venous thrombosis	上肢静脉血栓形成
UFH	unfractionated heparin	普通肝素
UK	urokinase	尿激酶
u-PA	urokinase-type plasminogen activator	尿激酶型纤溶酶原激活物
UVC	umbilical vein catheterization	脐静脉置管
VAD	ventricular assist device	心室辅助装置
VFP	venous foot pump	足底静脉泵
VKA	vitamin K antagonist	维生素 K 拮抗剂
VKORC1	vitamin K epoxide reductase complex subunit 1	维生素 K 环氧化物还原酶复合体 1
VTE	venous thromboembolism	静脉血栓塞症
vWF	ron Willebrand factor	血管性血友病因子
WICH	warfarin-associated intracerebral hemorrhage	华法林相关脑出血

延伸阅读

延伸阅读

08检